看图做足疗

主 编

郭 力

编著者

卢海峰　白雅君　朱忠海　闫丽舫
何　影　李琳娜　郑福清　姚洪勇
姜　弢　袁　珊　袁德识　高建军
崔　敏　程　惠　蒋　彤　路占东

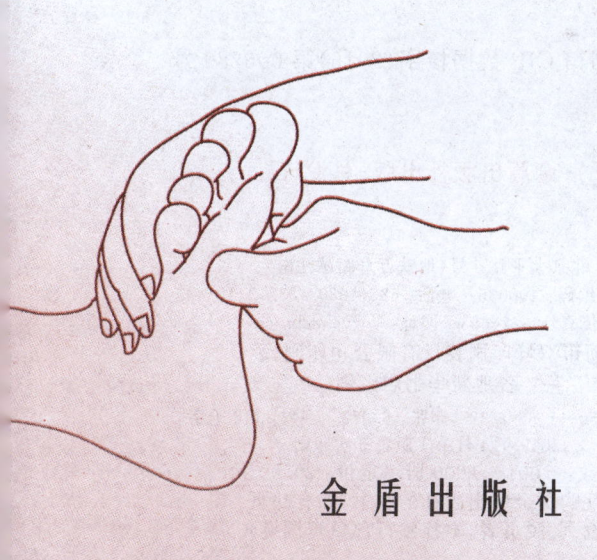

金盾出版社

内容提要

本书简要介绍了足疗的概念、作用原理、基本手法、足部反射区、常用穴位、分布特点、注意事项等基础知识，详细介绍了常见病的治疗方法，包括按法、揉法、旋法、勾法、单食指叩拳法、拇指推掌法、叩指法、捏指法、双指钳法、握足叩指法、拇食指叩拳法等。其内容集实用性、知识性、科学性于一体，适合大众阅读。

图书在版编目(CIP)数据

看图做足疗/郭力主编．—北京：金盾出版社，2016.6(2019.4重印)

ISBN 978-7-5186-0726-6

Ⅰ.①看… Ⅱ.①郭… Ⅲ.①足—按摩疗法(中医)—图解 Ⅳ.①R244.1-64

中国版本图书馆CIP数据核字(2016)第006289号

金盾出版社出版、总发行

北京太平路5号(地铁万寿路站往南)
邮政编码：100036　电话：68214039　83219215
传真：68276683　网址：www.jdcbs.cn
三河市双峰印刷装订有限公司印刷、装订
各地新华书店经销

开本：850×1168 1/32　印张：6.875　字数：142千字
2019年4月第1版第3次印刷
印数：6 001～9 000册　定价：25.00元

(凡购买金盾出版社的图书,如有缺页、
倒页、脱页者,本社发行部负责调换)

前　言

现代医学认为,足部是人体的"第二心脏",通过按摩人体足部反射区和穴位,可以改善脏腑功能,从而起到防治疾病、养生保健的作用。足疗以中医学理论为依据,集检查、治疗和保健为一体的自然疗法。足疗可以治疗多种疾病,特别对各种功能性病症疗效显著,如头痛、失眠、便秘、腹泻、糖尿病、高血压、冠心病、肥胖症、月经不调、痛经、更年期综合征等。

足疗具有无创、安全可靠、无任何不良反应、操作简便、适应证广泛、经济有效等特点,是人们在长期的社会实践中的知识积累和经验总结,因此被广大的普通老百姓所推崇。但如何操作才能达到防治疾病和养生保健的最佳效果,这是摆在人们面前困惑。为此,我们编写了《看图做足疗》一书,献给广大人民群众,希望他们读后能从中受益。

本书用通俗易懂的文字详细介绍了足疗的基础知

识、足部反射区及足部经穴、常见病症的足疗法及美容保健的足疗法。全书配有图片200余张,图文并茂,一看就懂,一学就会,具有很强的实用性和操作性。

由于我们水平有限,错误之处在所难免,敬请广大读者批评指正。

作　者

目 录

一、足疗基础知识

（一）足疗的概念 …………………………………… （1）
（二）足疗的基本原理 ……………………………… （2）
（三）足部按摩基本手法 …………………………… （4）
（四）足部按摩姿势 ………………………………… （15）
（五）足部按摩顺序、力度及按摩时间 …………… （16）
（六）足部按摩适应证及禁忌证 …………………… （17）
（七）足部按摩的注意事项 ………………………… （20）

二、足部反射区及足部经穴

（一）足部反射区分布特点 ………………………… （23）
（二）足部常用反射区 ……………………………… （24）
（三）足部常用穴位 ………………………………… （96）

三、常见病症足疗法

感冒 …………………………………………… (106)

咳嗽 …………………………………………… (107)

哮喘 …………………………………………… (109)

慢性支气管炎 ………………………………… (111)

头痛 …………………………………………… (113)

失眠症 ………………………………………… (114)

神经衰弱 ……………………………………… (116)

眩晕症 ………………………………………… (118)

慢性咽炎 ……………………………………… (120)

咽喉肿痛 ……………………………………… (122)

慢性鼻炎 ……………………………………… (123)

三叉神经痛 …………………………………… (125)

牙痛 …………………………………………… (127)

高血压 ………………………………………… (128)

中风后遗症 …………………………………… (130)

低血压 ………………………………………… (132)

高脂血症 ……………………………………… (134)

肥胖症 ………………………………………… (136)

糖尿病 ………………………………………… (138)

贫血 …………………………………………… (139)

冠心病 ………………………………………… (141)

目 录

心绞痛 …………………………………………… (142)

心脏病 …………………………………………… (144)

胃脘痛 …………………………………………… (145)

腹泻 ……………………………………………… (147)

便秘 ……………………………………………… (149)

痔疮 ……………………………………………… (150)

颈椎病 …………………………………………… (152)

肩周炎 …………………………………………… (154)

风湿性关节炎 …………………………………… (156)

腰痛 ……………………………………………… (158)

急性腰扭伤 ……………………………………… (160)

慢性腰肌劳损 …………………………………… (161)

坐骨神经痛 ……………………………………… (164)

膝关节痛 ………………………………………… (166)

足跟痛 …………………………………………… (168)

妊娠呕吐 ………………………………………… (169)

痛经 ……………………………………………… (171)

月经不调 ………………………………………… (173)

盆腔炎 …………………………………………… (175)

更年期综合征 …………………………………… (177)

阳痿 ……………………………………………… (179)

前列腺炎 ………………………………………… (181)

晕车、晕船 ……………………………………… (183)

· 3 ·

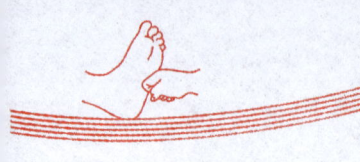

四、美容保健足疗法

皮肤粗糙 …………………………………… (185)

雀斑 ………………………………………… (187)

青春痘 ……………………………………… (189)

酒渣鼻 ……………………………………… (191)

黄褐斑 ……………………………………… (192)

眼袋 ………………………………………… (193)

鱼尾纹 ……………………………………… (195)

额头纹 ……………………………………… (197)

颈纹 ………………………………………… (199)

纤细腰部 …………………………………… (200)

腿部健美 …………………………………… (202)

缓解压力 …………………………………… (204)

促进食欲 …………………………………… (206)

延缓衰老 …………………………………… (208)

足部健美 …………………………………… (209)

一、足疗基础知识

(一)足疗的概念

足部是人体的"第二心脏",是判断人体健康的阴晴表,也是常见疾病治疗的主要部位。足疗又称足底疗法,古称足心疗法,是在人体足部反射区或足部经络腧穴等部位,进行按摩、针灸、洗浴等方式的操作,从而起到治疗全身各种疾病、养生保健及美容养颜等作用的方法。其中,仅用手或按摩工具按照特定的按摩手法刺激人体足部的反射区,来达到诊断疾病、治疗疾病、自我保健目的的方法,又称为足部反射区按摩疗法。

人体的各个器官都与足部的某些反射区有相应的关系,某个器官出现病变,则相应的反射区会出现或轻或重的压痛现象,所以在进行足部按摩的时候会出现不同程度的疼痛,这种疼痛说明该部分的血液循环在发生变化,并有促进气血循环的效果。通过按摩这些反射区,可以调节人体生理功能,改善病理状态,从而起到治疗疾病和保健强身的作用。

(二)足疗的基本原理

足部按摩疗法是运用不同的手法,刺激人体双足的反射区,通过神经反射作用,来调节机体内环境的平衡,发挥机体各组织器官潜能,从而起到调节机体各组织器官的生理功能,加速血液循环,促进内分泌功能,加强机体的新陈代谢,达到治病和保健的目的。因此,足部按摩的功能概括起来有以下几个方面。

1. 平衡阴阳,调整全身的生理功能

中医学认为,阴阳平衡是维持机体功能正常的先决条件,若阴阳失衡,就会引起机体功能紊乱而导致疾病的发生和发展。足部按摩具有一定的调整某些组织器官生理功能的作用。实验证明:快而重的按摩手法可兴奋神经、肌肉,缓慢而轻的按摩可抑制神经和肌肉。事实上,所谓调整脏腑组织器官的生理功能,就是中医所说的调理阴阳、气血功能,从而使整体恢复平衡。

2. 促进血液循环

人体的双足具有丰富的毛细血管网、淋巴管网和神经末梢网,按摩足部,不但可以促使皮肤表层的衰老细胞脱落,改善皮肤的呼吸,有利于腺体的分泌,而且可使一部分细胞内的蛋白分解产生组胺和类组胺的物质,这种物质能扩张皮肤的血管和神经,使血流加快,血流量增多,促进静脉和淋巴的回流,从而改善血液循环功能。这种改善,又能

足疗基础知识

通过末梢神经传到中枢,反射性地调节全身血液循环,促进机体新陈代谢,使激素分泌水平增高,体内所有组织器官的生理功能均得到加强。

3. 促进新陈代谢,增强抗病能力

按摩足部不同系统相应的反射区,可促使该系统生理功能改善,新陈代谢加强,如按摩足底排泄系统可使尿量增加,机体内大量新陈代谢产物——尿酸、尿素排出体外,从而减轻代谢产物在体内长期停留所带来的不良影响。按摩足部内分泌系统,可促使各种激素的分泌,如甲状腺素、肾上腺素等,这些激素的分泌,反过来促进各组织器官的新陈代谢,达到脏腑功能旺盛,气血生成充足,机体免疫功能提高,抗病能力增强的目的。因此,足部按摩有保健作用。

4. 调节机体自主神经功能,增强机体的应激力和耐受力

足部按摩对机体的自主神经有很大的调节作用。由于神经反射的作用,对反射区用不同的手法和不同强度的刺激,对自主神经系统引起的作用也不相同,对机体的内脏、血管、腺体等生理功能的影响也大不一样。例如,血压是通过自主神经调节的,自主神经的相对平衡,可使血压维持在正常水平,如果机体内交感神经与副交感神经的平衡失调,就可能出现高血压和低血压的症状。在足底某些反射区给予适当的刺激,即可调节自主神经,使其处于相对平衡状况,使血压恢复正常。

由于局部反射区受到机械刺激,通过神经体液调节,外

周血液循环得到改善,加速了机体内代谢产物的排出,提高机体各部位肌肉的张力和工作能力,降低其疲劳度,并使肌肉的代谢增强,从而提高人体的应激力和耐受力,恢复机体的疲劳。

5. 检查反射区,诊断疾病功能

中医学认为,"有诸内者,必形诸外"。因此,可以利用足部按摩,通过足部异常组织变异及压痛点再结合反射区位置,对病症进行综合判定,做出诊断。由于诊断的符合率较高,因此可以做到早期发现、早期预防、早期治疗。

(三)足部按摩基本手法

1. 单食指叩拳法

【操作手法】 操作者一手持脚,另一手握拳,以食指第一、二指关节屈曲90°,其余四指握拳,以中指及拇指为基垫于食指之第一关节处固定(图1-1)。

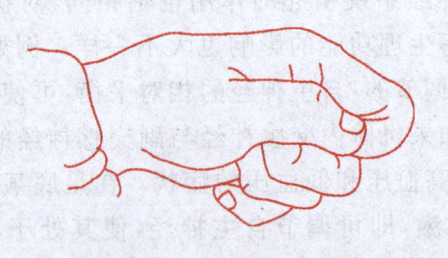

图1-1 单食指叩拳法

足疗基础知识

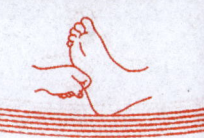

【着力点】 在食指第一指尖关节。

【施力处】 为手腕、拳头。

【适用反射区】 脑、额窦、眼、耳、斜方肌、肺、胃、十二指肠、胰腺、肝、胆囊、肾上腺、肾、输尿管、膀胱、腹腔神经丛、大肠、心、脾、生殖腺。

2. 拇指推掌法（又称单拇指指腹推压法）

【操作手法】 操作者拇指与四指分开约60°（视反射区而定）（图1-2）。

【着力点】 在拇指的指腹处。

【施力处】 为手腕、手掌。

【适用反射区】 胸椎、腰椎、前列腺或子宫、坐骨神经、横膈膜、肩胛骨、内外侧肋骨。

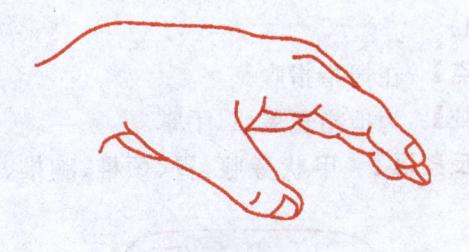

图1-2 拇指推掌法

3. 叩指法（又称指尖施压法）

【操作手法】 操作者拇指与四指分开，成圆弧状，四指要固定于按摩部位（图1-3）。

【着力点】 在拇指指尖。

【施力处】 为拇指短展肌、手掌。

【适用反射区】 小脑及脑干、三叉神经、鼻、颈项、扁桃体、上颌、下颌。

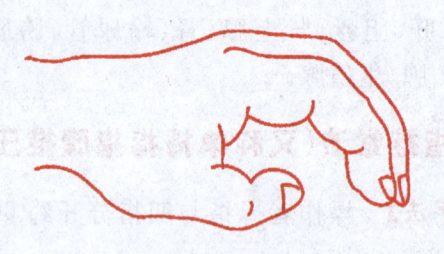

图1-3 叩指法

4. 捏指法

【操作手法】 操作者拇指与其余四指指腹相对,虎口略开(图1-4)。

【着力点】 在拇指指腹。

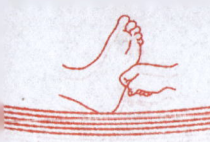

【施力处】 为拇指短展肌、手掌。

【适用反射区】 甲状旁腺、胃、颈椎、胸椎、股关节、髋

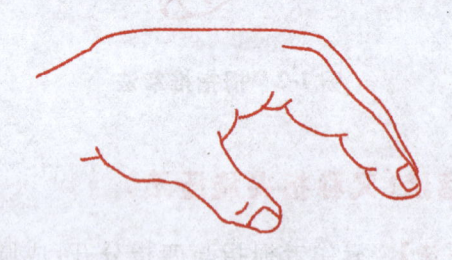

图1-4 捏指法

足疗基础知识

关节、肩、肘。

5. 双指钳法

【操作手法】 操作者食指、中指弯曲成钳状(图1-5)。
【着力点】 为食指第一节指骨内侧。
【施力处】 拇指指腹辅助加压。
【适用反射区】 甲状旁腺、颈椎。

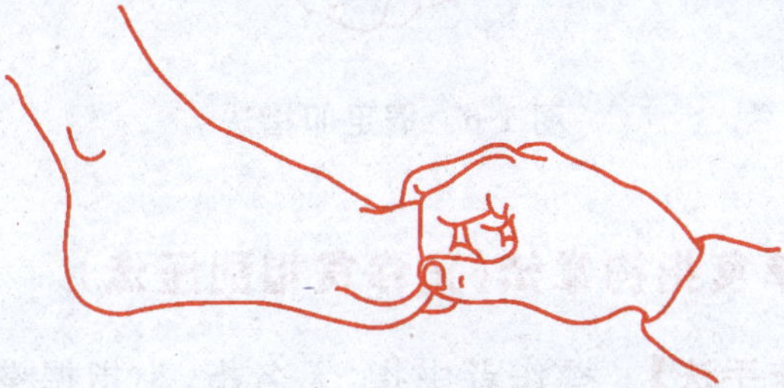

图 1-5 双指钳法

6. 握足叩指法

【操作手法】 操作者食指第一、二节弯曲,用单食指叩拳;另一手拇指伸入食指中(图1-6)。
【着力点】 为食指第二指关节。
【施力处】 为握拳之手腕,另一手拇指予以辅助,四指要握住足部,使之固定。
【适用反射区】 肾上腺、肾脏。

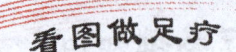

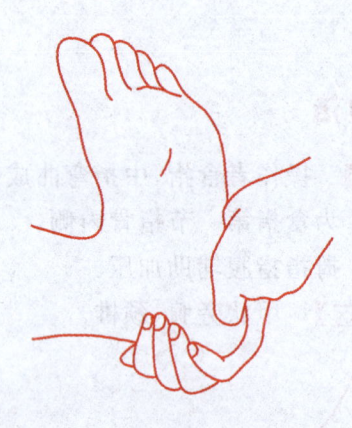

图 1-6　握足叩指法

7. 单食指钩掌法（又称食指刮压法）

【操作手法】　操作者中指、无名指、小指握拳，食指弯曲呈镰刀状，拇指指关节微屈，虎口张开（图 1-7）。

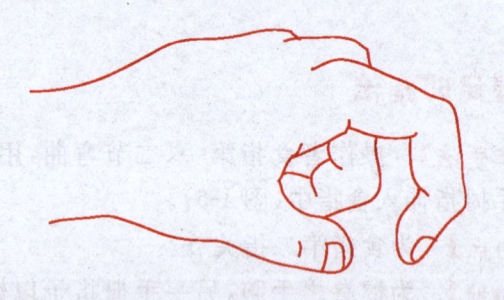

图 1-7　单食指钩掌法

【着力点】　为食指内侧，指力，拇指固定。
【施力处】　为其余三指作为支撑点。

足疗基础知识

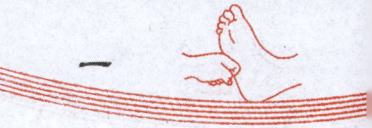

【适用反射区】 甲状腺、内耳迷路、胸部淋巴结、喉头（气管）、内尾骨、外尾骨。

8. 拇食指叩拳法（又称双食指刮压法）

【操作手法】 操作者双手拇指张开，食指第一、二节弯曲，另三指握拳（图1-8）。

【着力点】 为食指第一指关节处。

【施力处】 为手腕；拇指固定为辅助点。

【适用反射区】 上身淋巴结、下身淋巴结、横膈膜。

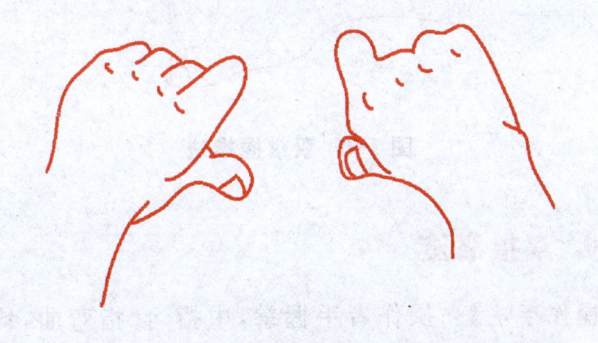

图1-8 拇食指叩拳法

9. 双掌握推法

【操作手法】 操作者施力手四指与拇指张开，拇指的指腹为着力点，四指叩紧，辅助的手紧握脚掌，主手以施力方向顺手上推（图1-9）。

【着力点】 施力手大拇指的指腹。

【施力处】 手腕、手掌。

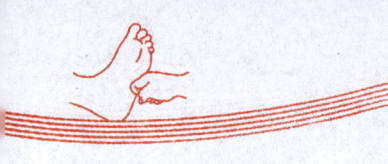

【适用反射区】 卵巢(睾丸)、子宫、尿道、直肠、内外侧坐骨神经。

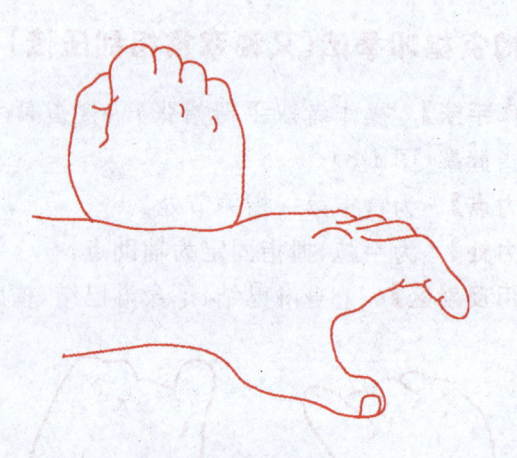

图1-9 双掌握推法

10. 双指拳法

【操作手法】 操作者手握拳,中指、食指弯曲,均以第

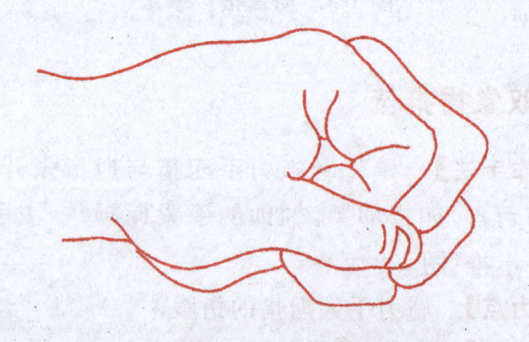

图1-10 双指拳法

足疗基础知识

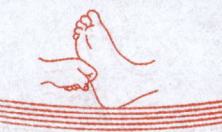

一指关节凸出,拇指与其余二指握掌固定(图 1-10)。

【着力点】 为中指、食指的凸出关节。

【施力处】 手腕。

【适用反射区】 小肠、横结肠、降结肠、直肠。

11. 双拇指叩掌法

【操作手法】 操作者双手张开成环状,拇指与四指分开,两拇指相互重叠(图 1-11)。

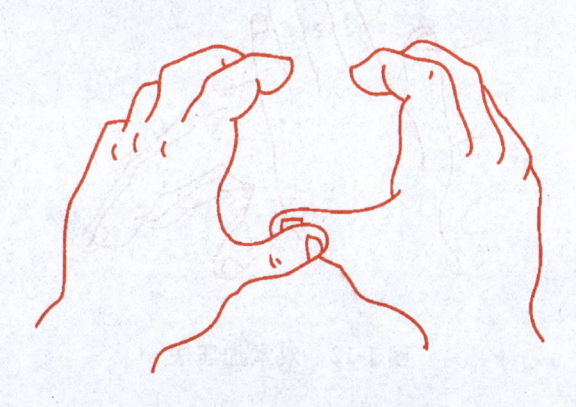

图 1-11 双拇指叩掌法

【着力点】 为拇指重叠处的指腹,并以四指紧握脚掌、压推。

【施力处】 为手腕及中一拇指覆于其上。

【适用反射区】 肩、手腕、子宫、前列腺。

12. 双掌加压法

【操作手法】 操作者单手拇指与四指分开,另一只手

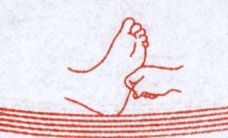

掌加压其拇指上(图1-12)。

【着力点】 拇指指腹,四指为其支点。

【施力处】 为另一手掌施加压力,以辅助拇指力度不足。

【适用反射区】 脊椎、腰椎、骶骨及尾骨、内外侧坐骨神经、尿道。

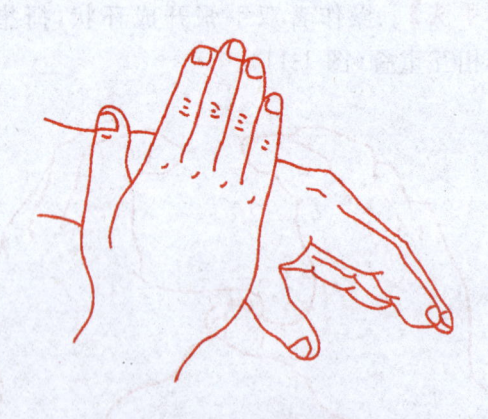

图1-12 双掌加压法

13. 旋法

【操作手法】 操作者食指和中指捏在穴位上做旋转压揉(图1-13)。

【着力点】 食指与中指夹紧要按摩的穴位上,做旋转压揉。

【施力处】 食指、中指及手腕。

【适用反射区】 主要适用于趾中节和跟部穴位,如颈椎反射区。

足疗基础知识

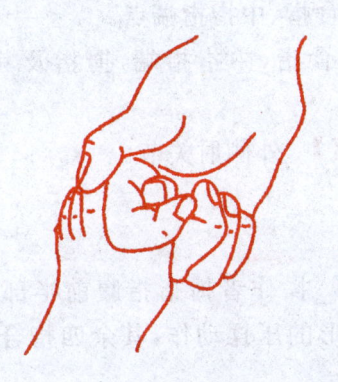

图 1-13 旋法

14. 勾法

【操作手法】 操作者食指、中指作弯勾状,从下向上用食指、中指指端点压在穴位上(图 1-14)。

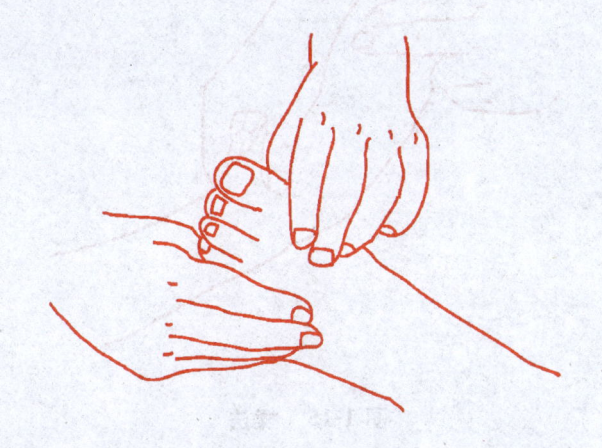

图 1-14 勾法

【着力点】 食指、中指指端点。

【施力处】 食指、中指指端,拇指及其余二指起固定作用。

【适用反射区】 外侧肘关节。

15. 揉法

【操作手法】 操作者拇指指腹前半部接触足反射区,从左向右做半圆形的压揉动作,其余四指合握足部一侧(图1-15)。

【着力点】 拇指指腹前半部。

【施力处】 拇指指腹,其余四指起固定作用。

【适用反射区】 腹腔神经丛、肺、结肠等。

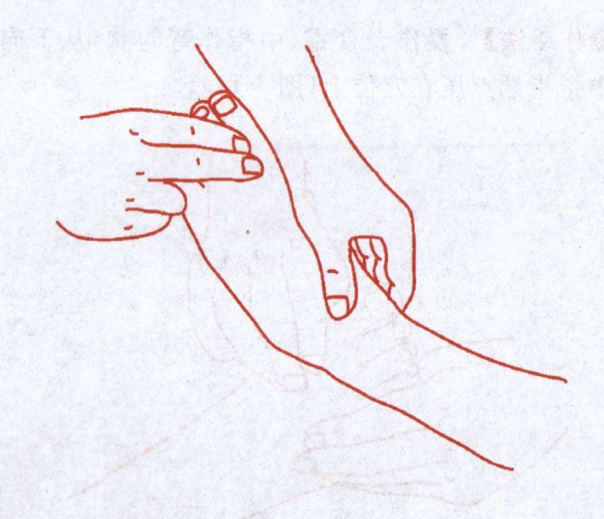

图 1-15 揉法

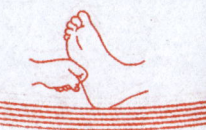

（四）足部按摩姿势

1. 自我按摩姿势

（1）叉腿叠足式：坐在床上，双腿屈曲，被按摩的足放在另一足上，用同侧手固定，上身前倾，用对侧手按摩。

（2）垂直屈腿式：足背部采用垂直屈腿式：在床上、床边、椅子和沙发上都可以，被按摩侧的膝关节屈曲呈直角位，足底平放，足背朝上，另一条腿可伸直于床上，也可垂直于床旁或沙发等。按需要一手固定，一手按摩。

（3）改良屈腿式：坐在床上，双腿同屈向身体的一侧，被按摩的足放在另一条腿的下方，同侧的手按摩，对侧手支撑身体重心。

（4）单伸腿式：坐在床上，被按摩的足放在另一条伸直的腿的膝关节和大腿上，上身前倾。同侧手固定，用对侧手按摩。

（5）双腿侧屈式：足外侧必须用侧位坐式在床上，采取侧位坐式，双腿屈曲重叠于身体的一侧（被按摩的一侧），对侧手支撑于床上固定体位，用同侧手按摩足外侧的反射区。这叫双腿侧屈式。虽然有时感觉力度不是很够，但毕竟是可行的方法。

（6）盘腿式：坐在床上，双腿屈曲盘腿，被按摩的足放在另一条屈曲腿的内侧膝关节和大腿上，上身自然前倾。用同侧手握住被按摩的足背固定之，使足底或足内侧暴露在自己的面前，用对侧手进行按摩。

(7)坐椅盘腿式：坐在椅子上、床旁和沙发上都可以用，有靠背更有利于操作。一腿下垂，被按摩的足盘腿放在对侧大腿上，同侧手固定，用对侧手按摩。

2. 他人按摩姿势

(1)按摩足底：在按摩足底反射区时，患者坐在有扶手的椅子上，按摩者面对患者，两者要保持适当的距离。然后患者的脚应放在按摩者的膝盖上，方便按摩者看清患者足底部。

(2)按摩足趾和足背：在按摩足趾和足背的穴位时，患者坐在有扶手的椅子上，按摩者面对患者，两者要保持适当的距离。患者将足前屈放在按摩者的膝盖上。这种姿势便于按摩者看清足背及足趾。

(3)按摩足跟、足踝：在按摩足跟、足踝周围反射区时，患者坐在有扶手的椅子上，按摩者面对患者，两者要保持适当的距离。患者则将该侧足内侧或外侧朝上，方便按摩者看清足部侧面，也能让按摩者抓牢。

(五)足部按摩顺序、力度及按摩时间

1. 按摩顺序

足部按摩应按科学合理的顺序进行，具体说，全足按摩，应先从左足开始，按摩5遍肾、输尿管、膀胱、尿道4个反射区，再按足底、足内侧、足外侧、足背。

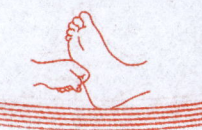

2. 按摩力度

掌握按摩力度应注意两方面：一是力量大小，二是用力要均匀。就按摩力度的大小而言，以患者或者自身的感受为基本参照。力度过小没有效果，而力度过大则无法忍受，所以要适度、均匀。所谓适度，是指以按摩处有酸痛感，即"得气"为原则。而所谓均匀，是指按摩力量要渐渐渗入，缓缓抬起，并有一定的节奏，不可忽快忽慢、时轻时重。

3. 按摩时间

每次按摩的时间应控制在 30～45 分钟，每只脚的基本反射区，即肾、输尿管、膀胱及肾上腺等反射区按摩约 5 分钟；主要反射区按摩应在 5～10 分钟；相关反射区治疗需 3～5 分钟。对重病患者，每次按摩时间可减为 10～20 分钟，重症急症患者，每天按摩 1 次，慢性病或康复期可隔日按摩 1 次或每周 2 次，7～10 次为 1 个疗程。

（六）足部按摩适应证及禁忌证

1. 足部按摩的适应证

足部按摩的主要作用是调节人体的内部功能，具有固本培元、扶助正气的功效，因此它对各种功能性的疾病疗效比较显著。足部按摩适用于以下病症。

（1）内科：感冒、头痛、支气管炎、神经衰弱、高血压、高脂血症、低血压、冠心病、胃溃疡、脑卒中（中风）、肝炎、肾炎、糖尿病、风湿性关节炎、面瘫、肠炎、阳痿、遗精、甲状腺功能亢进等。

(2)妇科:月经不调、痛经、闭经、阴道炎、盆腔炎、宫颈炎、围绝经期综合征、不孕症等。

(3)儿科:上呼吸道感染、脑瘫、多动症、肺炎、惊风、麻疹、腹泻、小儿厌食症、小儿夜啼、百日咳、小儿麻痹后遗症、遗尿等。

(4)伤外科:颈椎病、腰椎间盘突出症、软组织损伤、乳腺炎、痔疮等。

(5)皮肤科:湿疹、带状疱疹、荨麻疹、牛皮癣、神经性皮炎、黄褐斑、痤疮、脱发、皮肤瘙痒症、冻疮、湿足气等。

(6)五官科:结膜炎、白内障、青光眼、近视、远视、眼疲劳等;耳鼻咽喉科的耳鸣、耳聋、中耳炎、扁桃体炎、鼻炎、鼻窦炎、咽炎、咽喉炎、内耳眩晕;牙科的牙痛、口腔炎等。

足部按摩对于临床各科多种常见多发病和部分疑难病症,都有较好的疗效。同时还可广泛用于保健强身、延年益寿。特别是有些患者对药物过敏或产生耐药性,不能用打针、吃药的方法进行治疗或疗效不显著,或者某些应手术治疗的患者由于某些原因不能进行手术,以及有些目前医学上还缺乏有效治疗方法的病症,均可采用足部按摩的保守治疗法来调整机体的抗病能力。足部按摩与手术治疗相结合,可促进伤口愈合,对某些恶性肿瘤患者,足部按摩还可以减弱放疗、化疗的不良反应。但是,足部按摩对于急性合并器质性病变没有显著的疗效。

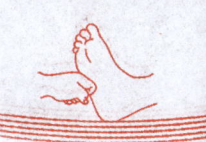

2. 足部按摩的禁忌证

足疗的主要作用是调节人体经络气血运行和神经系统。但是对于某些疾病来说,应当禁用或慎用该疗法。

(1)在妇女月经或妊娠期间应避免使用足部按摩,以免引起子宫出血过多或影响胎儿健康。

(2)因足部按摩有促进血液循环的作用,所以对脑出血、内脏出血及其他原因所致的严重出血患者,不能使用,以免引起更大的出血。

(3)对严重肾衰竭、心力衰竭、肝坏死等危重患者,足部按摩的刺激可引起强烈的反应,甚至使病情恶化,故必须慎用。

(4)足部有开放性伤口,或尚未完全排除骨折者避免使用足部按摩。

(5)对于肺结核活动期的患者,不能应用足部按摩,以免结核菌随血行播散,导致弥漫性、粟粒性结核的严重后果。

(6)对于频发心绞痛患者,应嘱其绝对卧床休息,并尽量妥善送医院就医,决不能滥用足部按摩。因足部按摩的刺激有可能诱发心肌梗死,造成严重后果。

(7)年老体弱、休克,对疼痛耐受力差的人等。

当然,以上所列禁忌证并不是绝对禁用该法,在有的阶段,有的疾病仍可配用该疗法治疗。

(七)足部按摩的注意事项

1. 足部按摩的正常反应

在进行足部按摩的时候,会出现一些意想不到的反应,其实这些反应大多都是正常反应,主要是因为足部按摩的双向调节作用,起到了相反的效果。其表现的主要反应有:

(1)口渴,饮水量明显比平时增多。

(2)睡眠增加,通过足疗机体的生理功能得到调节。

(3)排汗增加,较明显的是本来不出脚汗,通过足部按摩后却有脚汗排出或身体排出的汗有臭味。

(4)排尿增多,尿液的味道奇臭。

(5)排便量增多,大便的次数增多,臭味增加,排气也增加,并且在治疗过程中就会产生想排气的感觉。

(6)足踝微肿,尤其有淋巴阻塞现象的患者较为明显。

(7)曲张的静脉突然肿得明显,这是血液循环良好、静脉血液增加的好现象,不要紧张,但应注意其发展情况。

2. 按摩前注意事项

在进行足部反射区按摩时,应遵循先左脚、后右脚的顺序施治。

(1)患者在进行治疗检查前,应先将脚洗好。如果脚部皮肤太厚,可以用50%的温盐水泡脚20~30分钟,这样能够增强反射区的敏感度,有利于诊断和治疗。

(2)按摩者要经常修剪指甲,以免指甲过长在按摩时戳

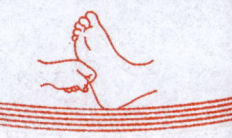

伤患者,并保持手的温度。

(3)保持室内通风,空气清爽;避免受风寒,热天风扇不可直接吹双脚。

(4)按摩不要在饭前20分钟或饮酒、洗澡、饭后1小时之内进行,以免对胃肠道造成不良影响。

(5)选好按摩的体位,舒适的体位可使患者心情和肢体都得以放松。

(6)如患者在按摩前精神紧张,身体疲劳或处于情绪激动中,应让患者稍事休息,待患者平静下来后再进行治疗。

(7)在足部反射区涂好按摩油,准备按摩。

3. 按摩中注意事项

(1)按摩者要经常观察患者的表情,保持适中的按摩力度。在刚开始阶段压力不能太大,时间要短,刺激量须轻微,之后逐渐加重手法。

(2)按摩力度适当、均匀,以得气感、酸胀感为原则;以患者能承受为度,按摩力量要慢慢渗入,缓缓收起,并有一定的节奏,不可以忽快忽慢,时轻时重。

(3)按摩者触到有病理小结或阳性体征时,不要流露在表情上,以免引起医源刺激,给患者造成心理压力。

(4)在治疗时,按摩者应避开骨关节突起部位,以免损伤骨膜。

(5)每次施治,首先依次对足底的肾上腺、肾、输尿管、膀胱等基本反射区进行按摩。这样可以使积存在体内的废物变成尿液排出体外。

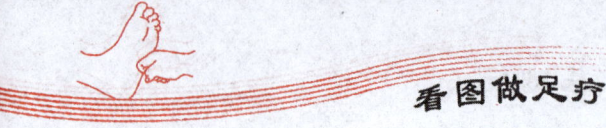

4. 按摩后注意事项

(1)治疗后要在 30 分钟内口服 300～500 毫升温开水。

(2)按摩后有人会出现低热、发冷、全身不适、局部轻度肿胀、尿液颜色变深并有气味等状况,这种现象与毒素的排出有关,应引导其继续配合治疗。

(3)按摩者不能马上用凉水或酒精洗手,待 5 分钟后用温水洗手。

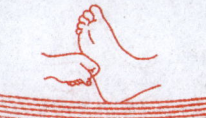

二、足部反射区及足部经穴

(一)足部反射区分布特点

足部反射区是人体变化的反映,对足底的投影宜采用"模糊逻辑"的方法看待,单足约有60个反射区,分别代表着不同的脏器或器官。人的双足在并拢时,可以看成一个屈肘、屈膝坐着的人形(图2-1)。

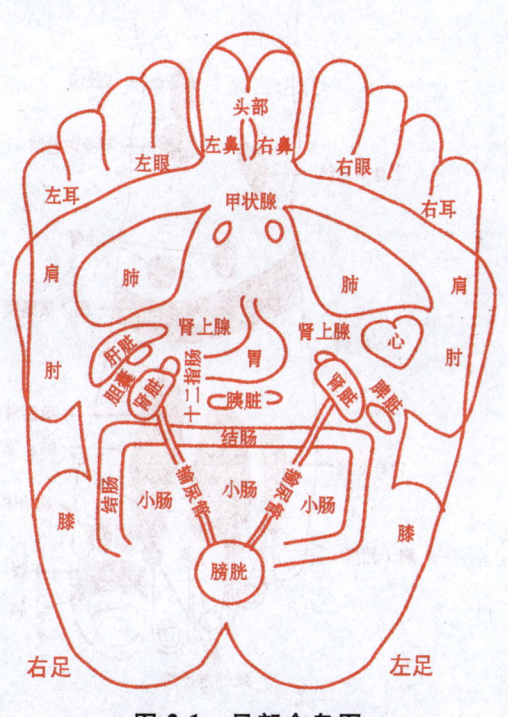

图 2-1　足部全息图

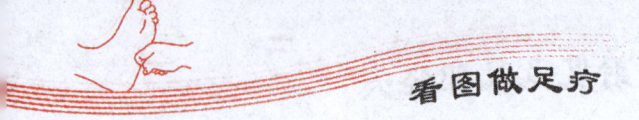

(二)足部常用反射区

1. 足部反射区的定义

人体的脏腑各个器官、系统都与某些反射区有相应的关系,当某种器官或脏腑发生病态时,相应的反射区可发生或轻或重的压痛现象,这些压痛点就是足部反射区(图 2-2、图 2-3、图 2-4、图 2-5、图 2-6)。

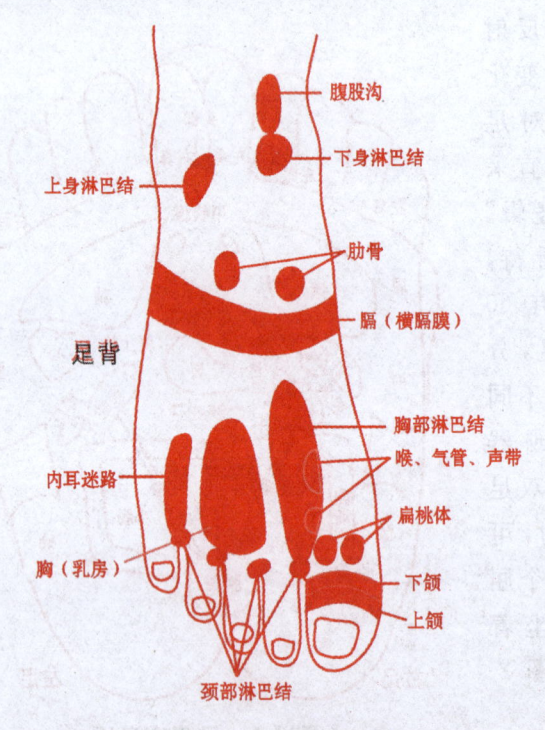

图 2-2　足背反射区

二 足部反射区及足部经穴

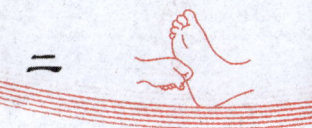

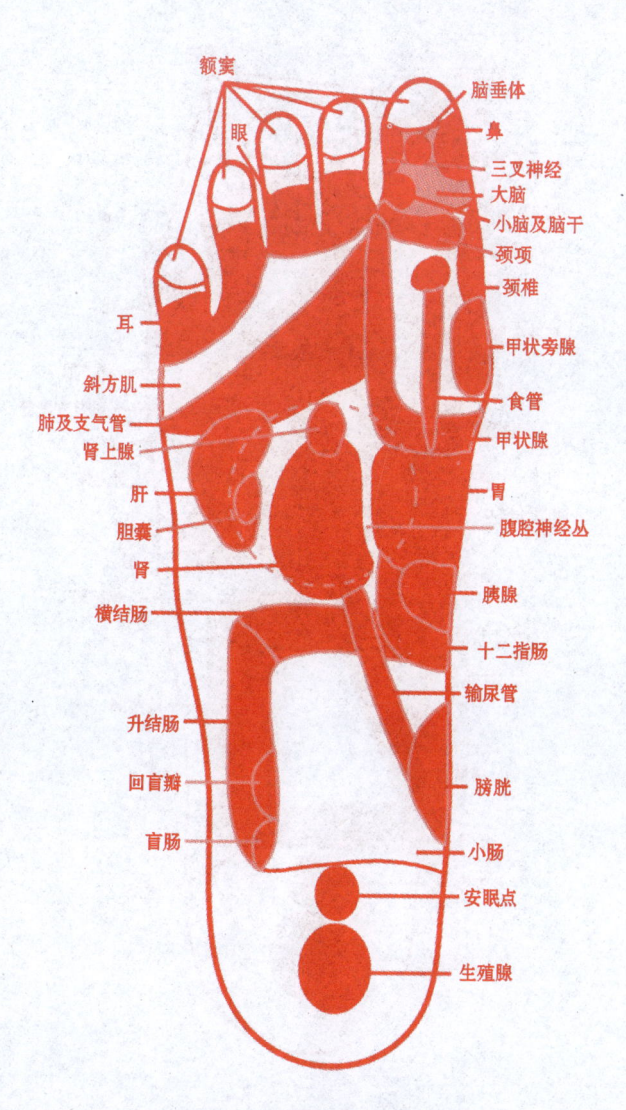

图 2-3　右足底反射区

看图做足疗

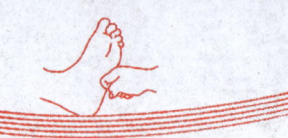

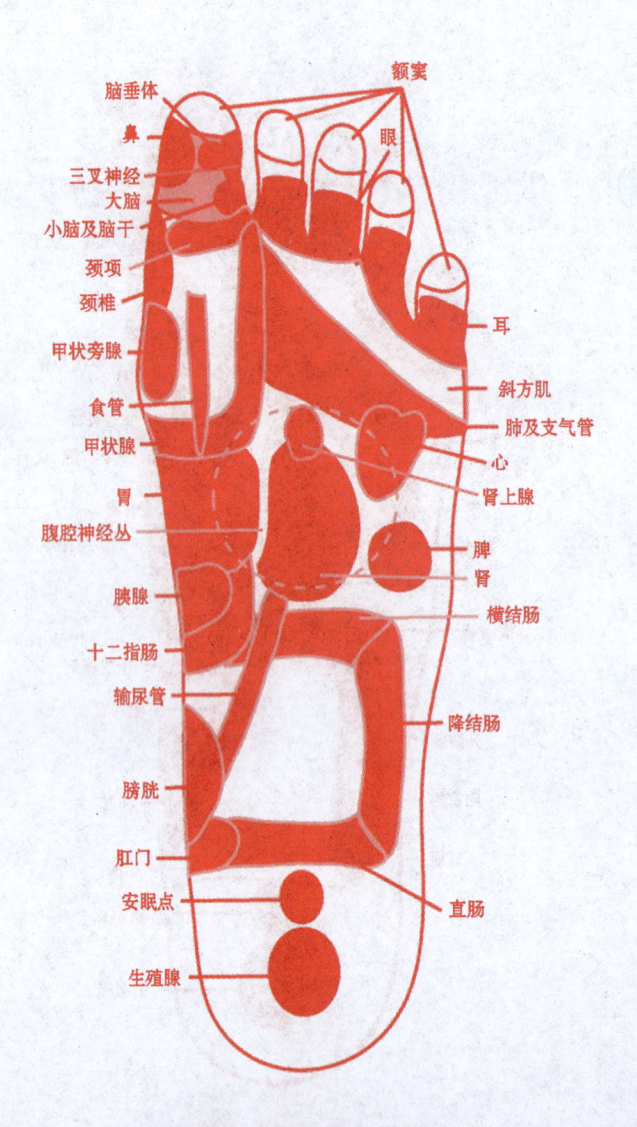

图 2-4　左足底反射区

足部反射区及足部经穴

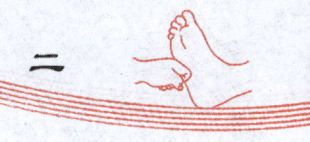

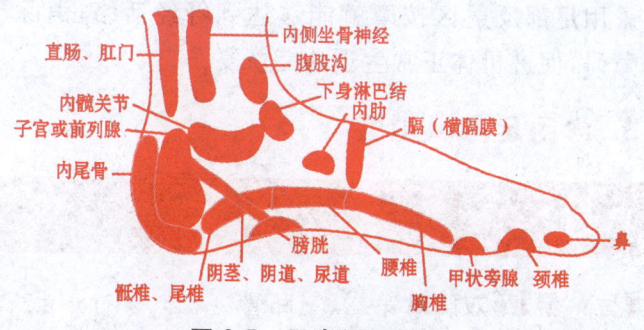

图 2-5　足内侧反射区

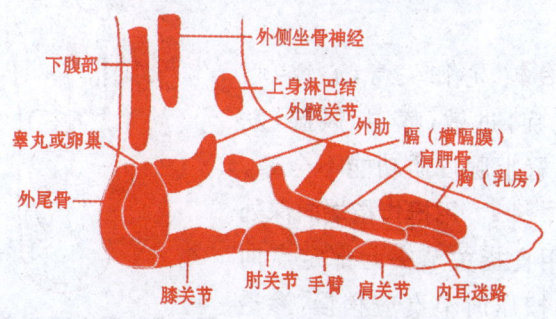

（标注：直肠、肛门；内侧坐骨神经；腹股沟；内髋关节；下身淋巴结；子宫或前列腺；内肋；膈（横膈膜）；内尾骨；膀胱；腰椎；鼻；骶椎、尾椎；阴茎、阴道、尿道；胸椎；甲状旁腺；颈椎）

图 2-6　足外侧反射区

（标注：下腹部；外侧坐骨神经；上身淋巴结；睾丸或卵巢；外髋关节；外肋；膈（横膈膜）；肩胛骨；胸（乳房）；外尾骨；膝关节；肘关节；手臂；肩关节；内耳迷路）

2. 按摩足部反射区的作用

经络气血是维持机体生命活动的基本源泉，担负着机体生命活动中生理所需要的一切物质代谢作用，如营养物质，氧气的供给和代谢产物的排除，大量内分泌物的产生和调节，并促进血液中抗体的产生，提高机体抵抗力等。由此可见，机体某些部位或脏腑发生障碍或受损都可以通过调节经络和气血来治愈，也就是说经络越疏通、气血越调和，则疾病痊愈得就会越快。相反，如果经络和气血发生障碍的时间越长，需要治疗的时间也就相应延长。

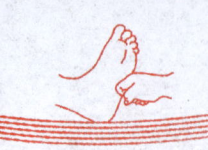

采用足部反射区按摩就能够达到舒经活络,消除气血运行障碍,促进机体正常生理功能恢复。

3. 常用足部反射区

肾上腺

【位　置】 双脚掌第二、三跖骨之间,足底部"人"字形交叉顶点处(图2-7)。

【主　治】 心律失常,心悸,心慌,晕厥,炎症,过敏,哮喘,风湿,发热,关节炎,肾上腺皮质功能不全等。

【按摩手法】 用拇指指端向深处掐压,也可用食指关节突起部定点向深处顶压。按压时节奏应稍慢,渗透力强,以出现酸、胀、痛感为宜(图2-8)。

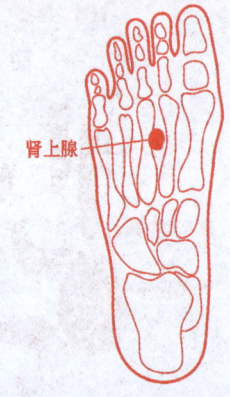

图 2-7　肾上腺反射区

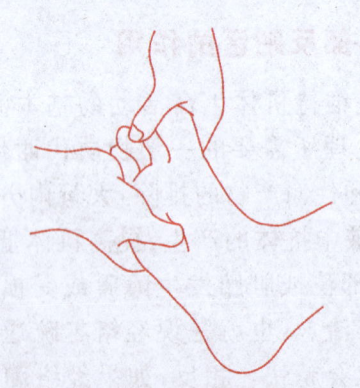

图 2-8　按摩手法

二 足部反射区及足部经穴

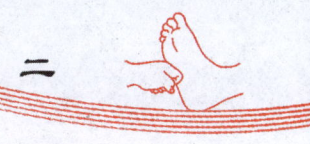

肾

【位　置】　双脚脚掌第一跖骨与趾骨关节所形成的"人"字形交叉后方中央凹陷处(图2-9)。

【主　治】　各种肾脏疾病,如急慢性肾炎,肾功能不良,肾结石,游走肾,肾脏功能不全及尿毒症,水肿,风湿病,关节炎,泌尿系统感染及其他疾病,高血压。

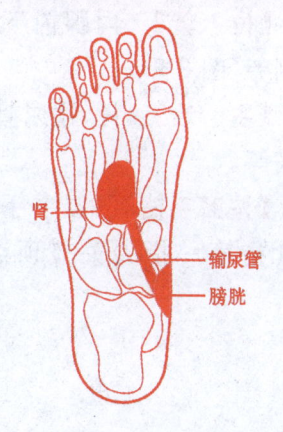

图2-9　肾、输尿管、膀胱反射区

【按摩手法】　以一手持脚,另一手半握拳,食指弯曲,以食指第一指尖关节顶点施力,由脚趾向脚跟方向按压(图2-10)。

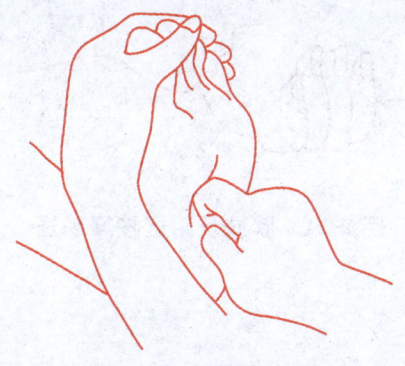

图2-10　按摩手法

膀胱

【位　置】　内踝前下方双脚脚掌内侧舟骨下方,拇展肌侧旁(图2-9)。

【主　治】　肾、输尿管及膀胱结石,泌尿系感染及膀胱疾病等。

【按摩手法】　以一手持脚,另一手半握拳,食指弯曲,以食指第一指尖关节顶点施力,或用食、中指压刮(图2-11)。

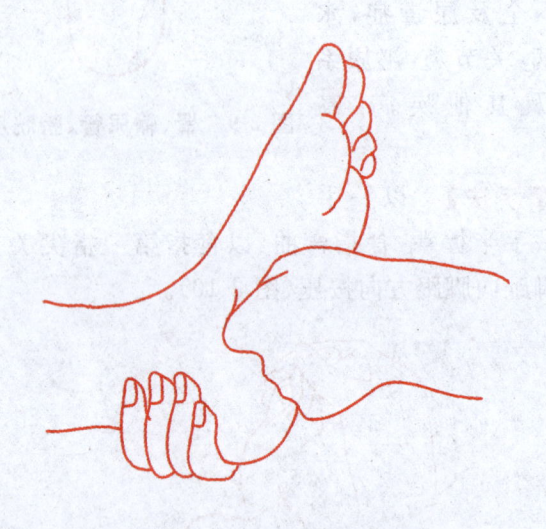

图2-11　膀胱反射区按摩手法

二 足部反射区及足部经穴

输尿管

【位　置】　双脚脚掌自肾脏反射区至膀胱反射区之间，呈弧线状的一个区域（图2-9）。

【主　治】　输尿管结石、发炎，输尿管狭窄，排尿困难，泌尿系统感染等。

【按摩手法】　以一手持脚，另一手半握拳，食指弯曲，以食指第一指尖关节顶点施力，由肾反射区向膀胱反射区推压（图2-12）。

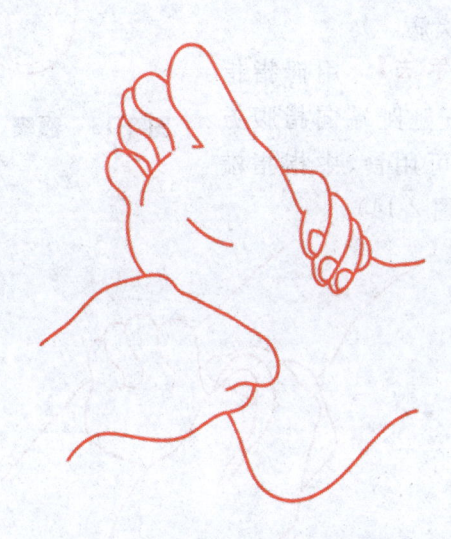

图2-12　输尿管反射区按摩手法

额窦

【位　置】 双足十趾的趾端区域。右边额窦反射区在左脚，左边额窦反射区在右脚（图2-13）。

【主　治】 脑血管意外（中风），脑震荡，鼻窦炎，头痛，头晕，失眠，发热及眼、耳、鼻、口腔等疾病。

【按摩手法】 用拇指指端分别从五趾趾端向指腹方向掐压，也可用食、中指指端着力掐压（图2-14）。

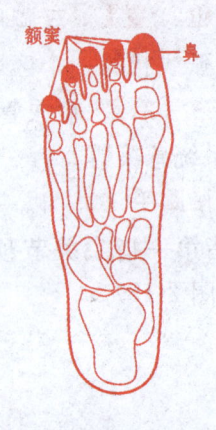

图2-13　额窦、鼻反射区

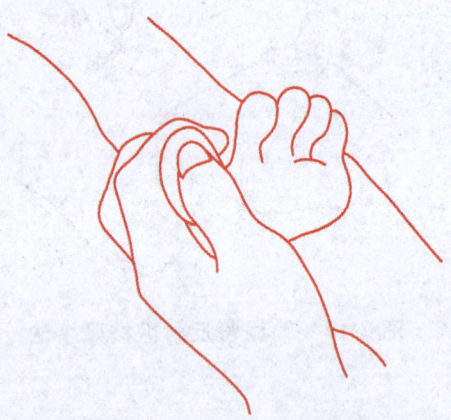

图2-14　额窦反射区按摩手法

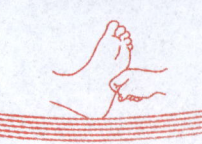

二 足部反射区及足部经穴

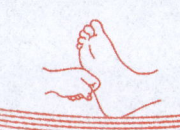

鼻

【位　置】　双脚踇趾趾肚内侧延伸到踇趾甲的根部，第一趾间关节前。右鼻的反射区在左脚上，左鼻的反射区在右脚上（图2-13）。

【主　治】　各种鼻炎、鼻出血、鼻塞、流涕、鼻窦炎等鼻部及上呼吸道疾病等；嗅觉异常、打鼾等。

【按摩手法】　以一手握脚，另一手拇指指端施力，用拇指指端螺纹面向脚踇趾尖推压（图2-15）。

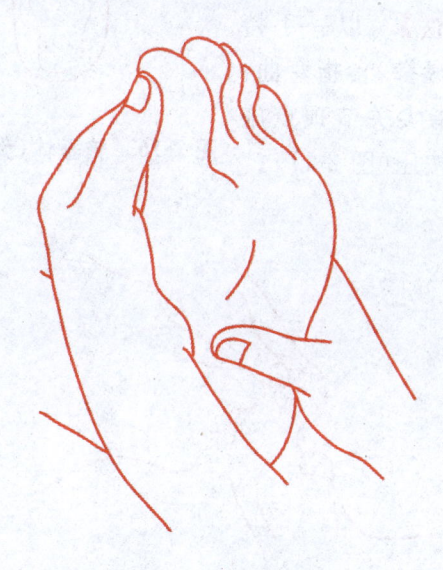

图2-15　按摩手法

脑垂体

【位　置】　双脚姆趾趾肚中央部位(图 2-16)。

【主　治】　内分泌失调(甲状腺、甲状旁腺、肾上腺、生殖腺、脾、胰等功能失调)，小儿发育不良，遗尿，更年期综合征等。

【按摩手法】　以一手持脚，另一手半握拳，食指弯曲，以食指第一指尖关节顶点施力，定点深入按压(图 2-17)。

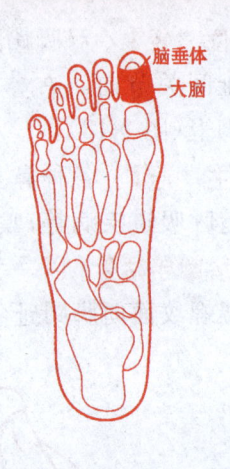

图 2-16　脑垂体、大脑反射区

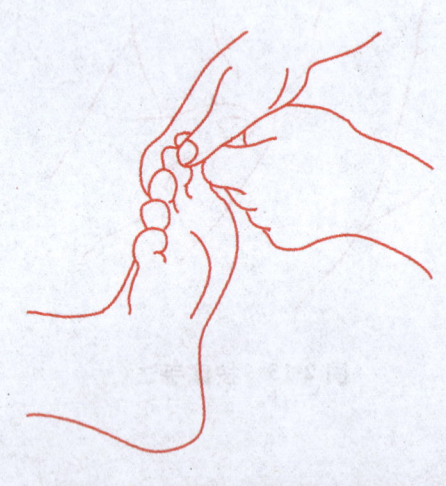

图 2-17　脑垂体反射区按摩手法

二、足部反射区及足部经穴

大脑

【位　置】 双脚拇趾第一关节底部肉球全部。右半部大脑之反射区在左脚上；左半部大脑之反射区在右脚上（图2-16）。

【主　治】 高血压，脑中风，脑震荡，头晕，头痛，失眠，脑性麻痹，脑血栓，视觉受损。

【按摩手法】 以一手持脚，另一手半握拳，食指弯曲，以食指第一指尖关节顶点施力，由拇趾端向根部推压（图2-18）。

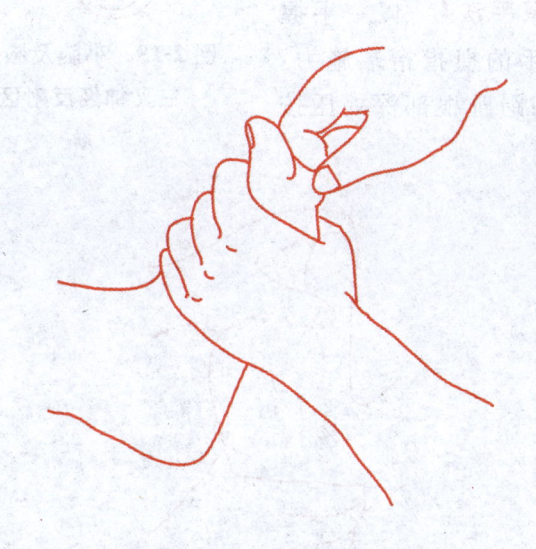

图2-18　大脑反射区按摩手法

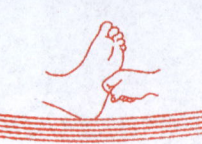

小脑及脑干

【位置】 双脚跚趾肉球根部靠近第二节趾骨处。右半部小脑及脑干的反射区在左脚；左半部小脑及脑干的反射区在右脚(图 2-19)。

【主治】 脑震荡,脑肿瘤,高血压,失眠,头晕,头痛,肌肉紧张等。

【按摩手法】 以一手握脚,另一手的拇指指端施力,定点向脚跚趾根部深处压按(图 2-20)。

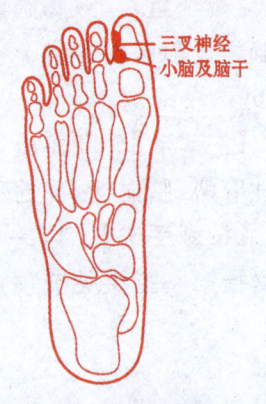

图 2-19 小脑及脑干、三叉神经反射区

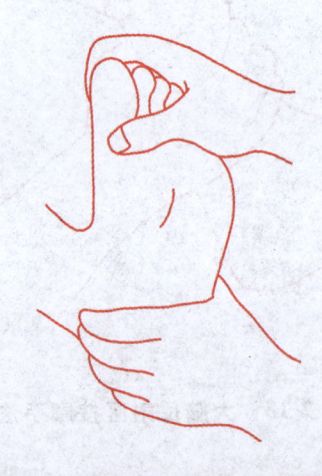

图 2-20 小脑及脑干反射区按摩手法

足部反射区及足部经穴

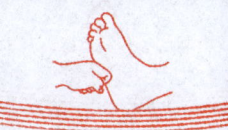

三叉神经

【位　置】　双脚姆趾近第二趾的一侧。右侧三叉神经的反射区在左脚；左侧三叉神经的反射区在右脚（图2-19）。

【主　治】　偏头痛，面神经麻痹，神经痛，失眠，头面部及眼、耳、鼻的疾病。

【按摩手法】　以一手握脚，另一手拇指指端施力，由脚趾端向趾根推压（图2-21）。

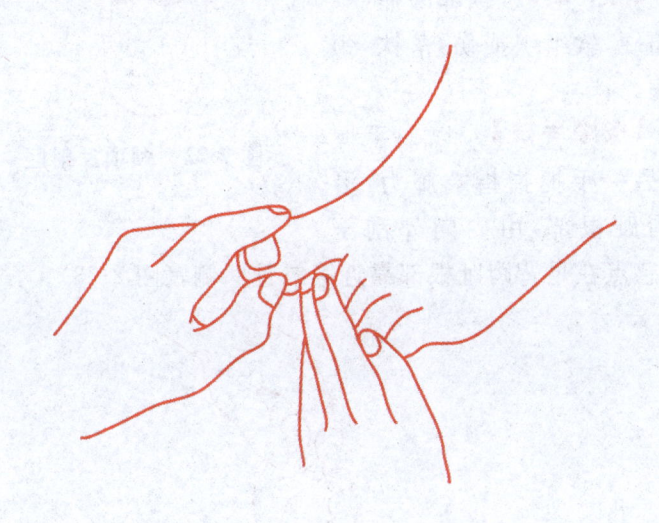

图2-21　三叉神经反射区按摩手法

颈项

【位　置】　双脚踇趾第二节底部脚趾内侧45°,靠第一关节下方,即小脑反射区下方处。右侧的反射区在右脚之上,左侧的反射区在左脚上(图2-22)。

【主　治】　颈部酸痛,颈部僵硬,软组织损伤,落枕,颈椎病。

【按摩手法】　以一手握脚,另一手拇指指端施力,沿着踇趾根部,由内向外刮压(敏感点在足背踇趾根部靠近第二趾一侧)(图2-23)。

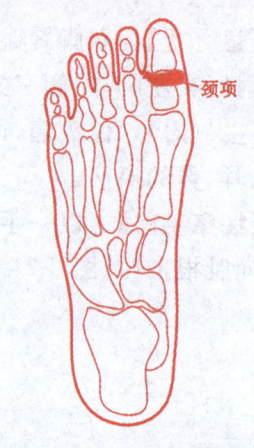

图2-22　颈项反射区

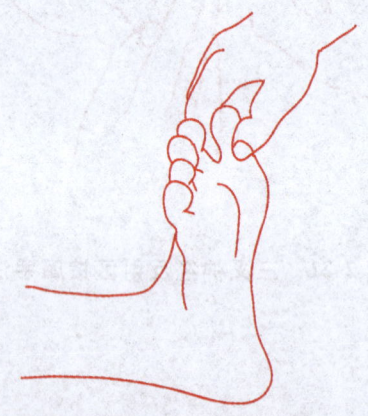

图2-23　颈项反射区按摩手法

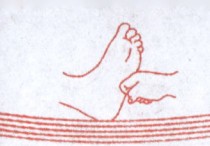

足部反射区及足部经穴

甲状旁腺

【位　置】　双脚脚掌第一跖趾关节内前方凹陷处(图2-24)。

【主　治】　筋骨酸痛,甲状旁腺功能低下症引起白内障疾病,低钙症引起的手麻或痉挛,指甲脆弱骨质疏松。

【按摩手法】　叩指法或单食指叩拳法,用拇指指端或食指弯曲的近端指间关节尽量叩入第一跖趾关节,向内前顶入关节缝内按压,感觉酸胀为好(图2-25)。

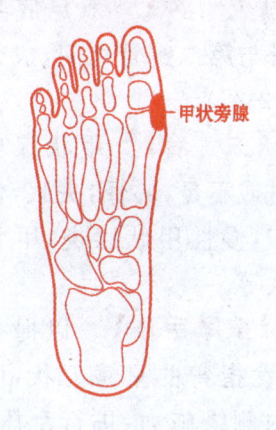

图2-24　甲状旁腺反射区

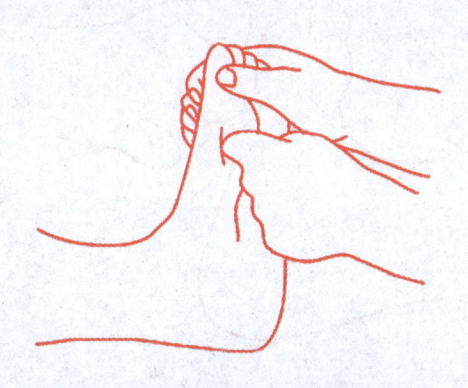

图2-25　甲状旁腺反射区按摩手法

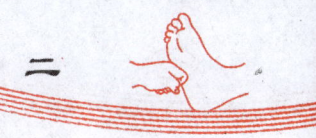

甲状腺

【位　置】　双足底第一趾骨与第二趾骨之间,成带状(图2-26)。

【主　治】　甲状腺功能亢进或不足,心悸,失眠,情绪不安,慢性甲状腺炎,甲状腺肿大等。

【按摩手法】　以拇指固定,食指弯曲呈镰刀状,以食指内侧缘施力,进行刮压(图2-27)。

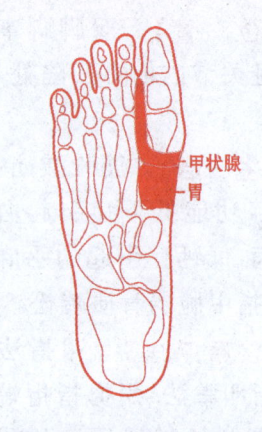

图2-26　甲状腺、胃反射区

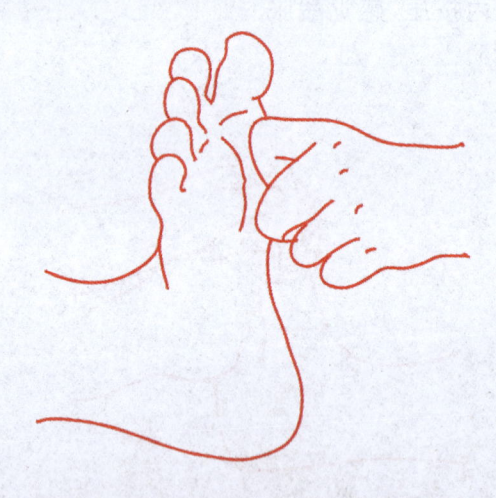

图2-27　甲状腺反射区按摩手法

二 足部反射区及足部经穴

胃

【位　置】　双脚掌第一趾骨与跖骨关节下方约一横指宽的区域(图2-26)。

【主　治】　胃痛,胃胀,胃闷,胃酸,消化不良,急慢性胃炎,胃下垂。

【按摩手法】　以一手持脚,另一手半握拳,食指弯曲,以食指第一指尖关节向下按压(图2-28)。

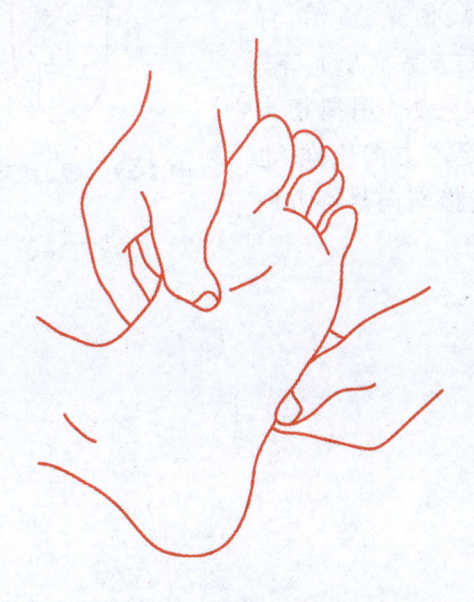

图2-28　胃反射区按摩手法

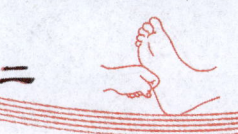

眼

【位　　置】　双脚第二趾与第三趾中间根部位置。右眼反射区在左脚上；左眼反射区在右脚上（图 2-29）。

【主　　治】　眼神经疾病，各种眼疾（结膜炎、角膜炎、近视、老视远视、怕光、流泪、青光眼、白内障）及眼底出血等。

【按摩手法】　用拇指指端螺纹面向足心方向压推，也可用食、中指指端向足心方向刮压（图 2-30）。

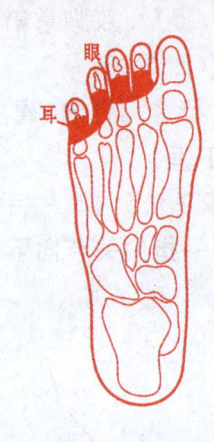

图 2-29　眼、耳反射区

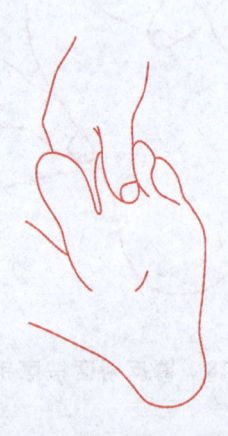

图 2-30　眼反射区按摩手法

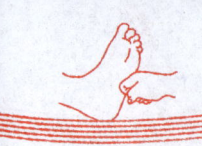

足部反射区及足部经穴

耳

【位　置】　双脚第四趾与第五趾骨中间根部位置。右耳反射区在左脚上；左耳反射区在右脚上(图 2-29)。

【主　治】　中耳炎，耳鸣，耳聋，重听，晕车晕船等。

【按摩手法】　用拇指指端螺纹面向足心方向压推，也可用食、中指指端向足心方向刮压(图 2-31)。

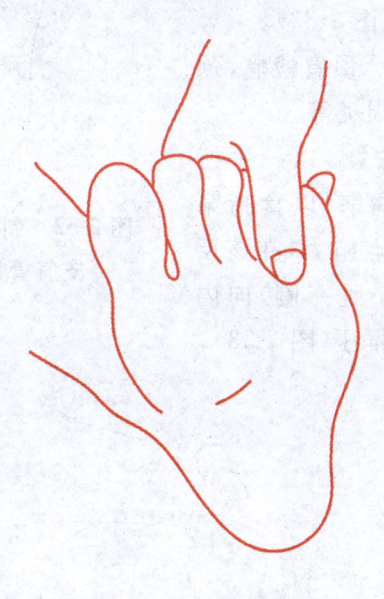

图 2-31　耳反射区按摩手法

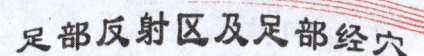

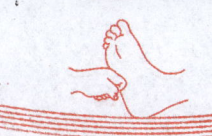

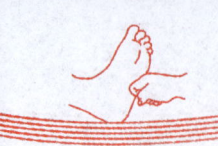

斜方肌

【位　置】 双足底在眼、耳反射区下方,自第一趾骨起至外侧反射区外呈带状,约为中指一横指宽。右侧斜方肌在右脚反射区;左侧斜方肌在左脚反射区上(图2-32)。

【主　治】 颈肩酸痛,颈椎病,落枕,肩周炎等。

【按摩手法】 以一手持脚,另一手半握拳,以食指第一指尖关节顶点施力,在该反射区由外侧(小趾一侧)向内侧(踇趾一侧)推压(图2-33)。

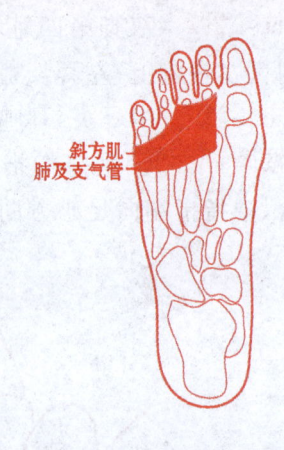

图2-32　斜方肌、肺及支气管反射区

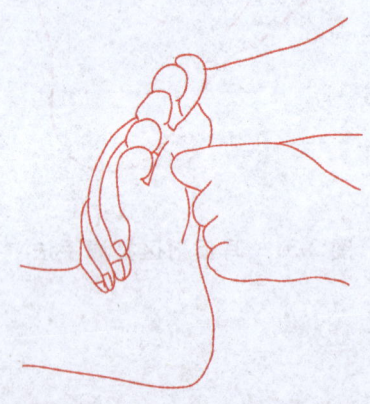

图2-33　斜方肌反射区按摩手法

二 足部反射区及足部经穴

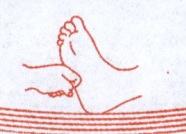

肺及支气管

【位　置】　双足斜方肌反射区下方,自甲状腺反射区向外呈带状到脚底外侧肩下方,一横指宽。右肺的反射区在右脚上;左肺的反射区在左脚上(图 2-32)。

【主　治】　肺炎,支气管炎,肺结核,肺气肿,胸闷,哮喘等。

【按摩手法】　以一手持脚,另一手半握拳,食指弯曲,以食指第一指间关节顶点施力,自内侧(脚踇趾一侧)向外侧(小趾一侧)推压。对支气管敏感带改用拇指指端施力按摩(图 2-34)。

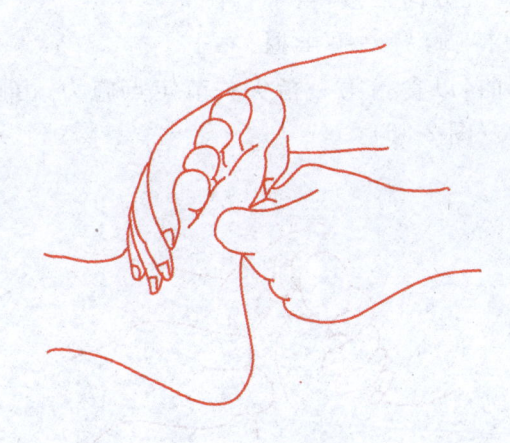

图 2-34　肺及支气管反射区按摩手法

心

【位置】 左脚脚掌第四跖骨与第五跖骨间，在肺反射区下方处。

【主治】 心律失常，心绞痛，心力衰竭，失眠，多梦，静脉曲张等（图2-35）。

【按摩手法】 轻手法：以拇指指腹自脚跟向脚趾方向推按；中手法：以食指第二指节背面向脚趾方向推按；重手法：以一手持脚，另一手半握拳，食指弯曲，以食指第一指尖关节定点施力，由脚跟向脚趾方向推按（图2-36）。

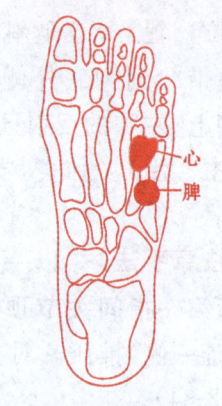

图 2-35 心、脾反射区

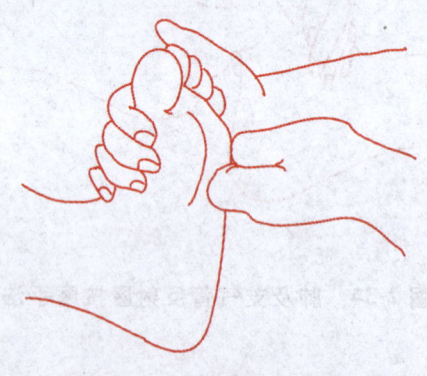

图 2-36 心反射区按摩手法

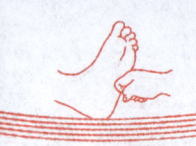

二、足部反射区及足部经穴

脾

【位　置】　左脚脚掌心脏反射区之下方约一横指宽的区域(图2-35)。

【主　治】　贫血,食欲缺乏,消化不良,感冒,发热,皮肤病等。

【按摩手法】　以一手持脚,另一手半握拳,食指弯曲,以食指第一指尖关节顶点施力,定点按压(图2-37)。

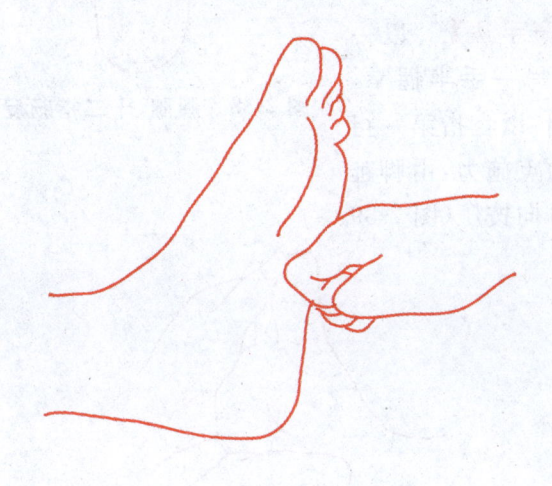

图2-37　脾反射区按摩手法

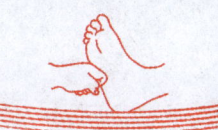

胰腺

【位　置】 双脚脚掌胃反射区与十二指肠反射区交连处,如扁豆状(图2-38)。

【主　治】 糖尿病,新陈代谢等疾病,胰腺囊肿等。

【按摩手法】 以一手持脚,另一手半握拳,食指弯曲,以食指第一指尖关节顶点施力,由脚趾向脚跟方向按压(图2-39)。

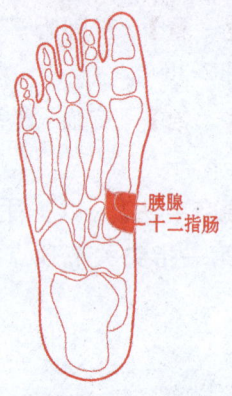

图 2-38　胰腺、十二指肠反射区

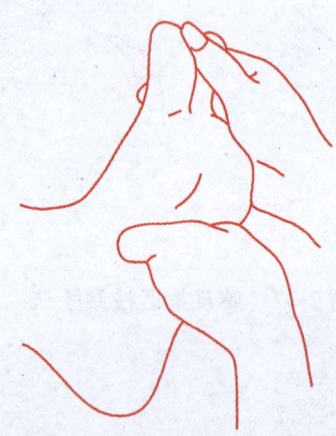

图 2-39　胰腺反射区按摩手法

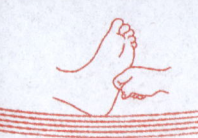

二 足部反射区及足部经穴

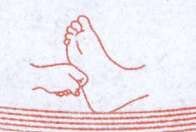

十二指肠

【位　置】 双脚脚掌第一趾骨与跖骨关节下方,胃反射区的下方(图 2-38)。

【主　治】 腹胀,食欲缺乏,消化不良,便秘,泄泻,十二指肠溃疡。

【按摩手法】 以一手持脚,另一手半握拳,食指弯曲,以食指第一指尖关节顶点施力,由脚趾向脚跟方向按压(图 2-40)。

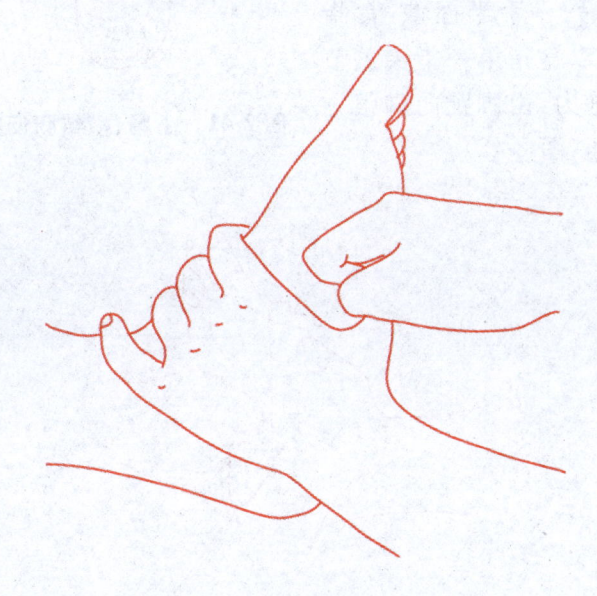

图 2-40　十二指肠反射区按摩手法

小肠

【位　置】 双脚脚掌跖骨、楔骨部位至脚跟骨止凹陷区域(图 2-41)。

【主　治】 胃肠胀气,腹泻,腹痛,便秘,急、慢性肠炎。

【按摩手法】 以一手持脚,另一手半握拳,食指弯曲,以食指第一指尖关节顶点施力,由脚趾向脚跟方向推压(图 2-42)。

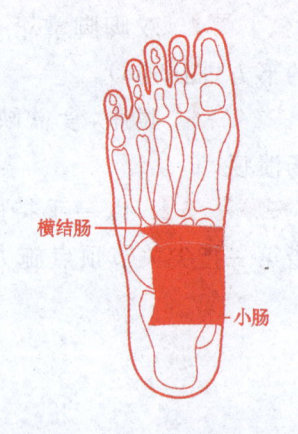

图 2-41　小肠、横结肠反射区

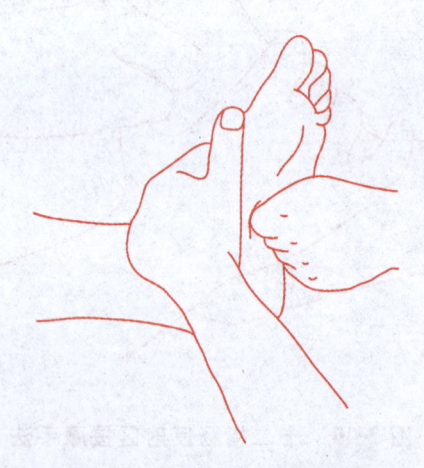

图 2-42　小肠反射区按摩手法

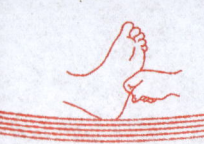

二 足部反射区及足部经穴

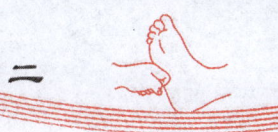

横结肠

【位　置】　双脚脚掌中间,横越脚掌呈一带状区域(图2-41)。

【主　治】　便秘,腹泻,腹痛,以及肺部疾病。

【按摩手法】　以一手持脚,另一手半握拳,食指弯曲,以食指第一指尖关节顶点施力,左脚由内侧向外侧按摩,右脚由外侧向内侧水平推压(图2-43)。

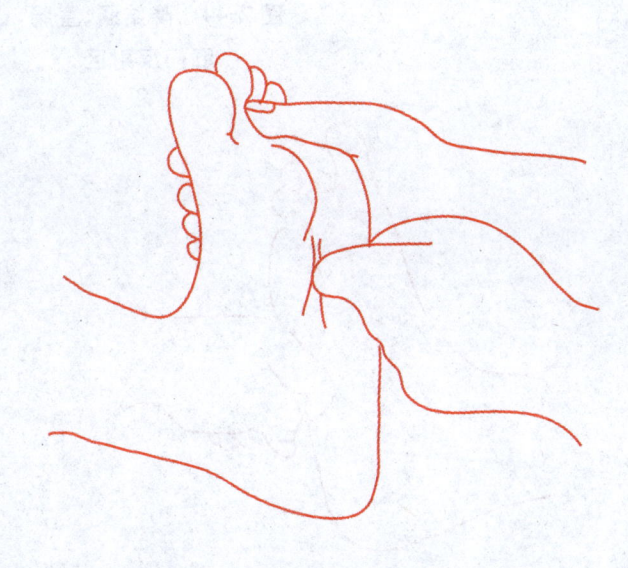

图 2-43　横结肠反射区按摩手法

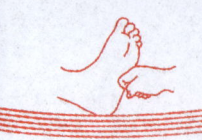

降结肠

【位　置】　左脚脚掌跟骨前缘外侧带状区域（图2-44）。

【主　治】　便秘，腹泻，腹痛，以及肺部疾病。

【按摩手法】　以一手持脚，另一手半握拳，食指弯曲，以食指第一指尖关节顶点施力，由脚趾向脚跟方向推压（图2-45）。

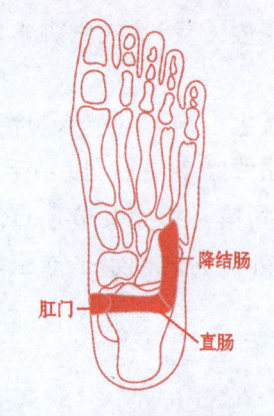

图2-44　降结肠、直肠、肛门反射区

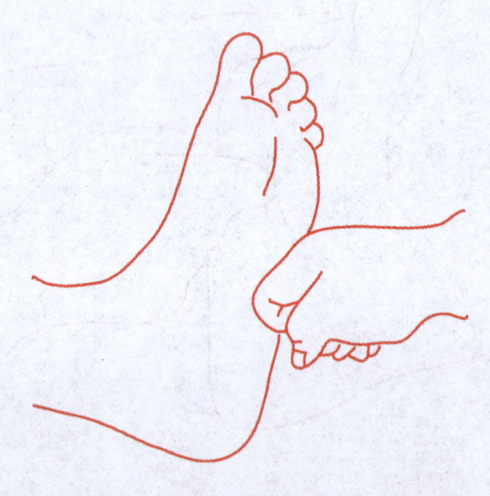

图2-45　降结肠反射区按摩手法

足部反射区及足部经穴

直肠

【位　置】　左脚脚掌跟骨前缘呈一横带状(图 2-44)。

【主　治】　直肠炎症,直肠息肉,便秘,泄泻等。

【按摩手法】　以一手持脚,另一手半握拳,食指弯曲,以食指第一指尖关节顶点施力,由外侧向内侧推压(图 2-46)。

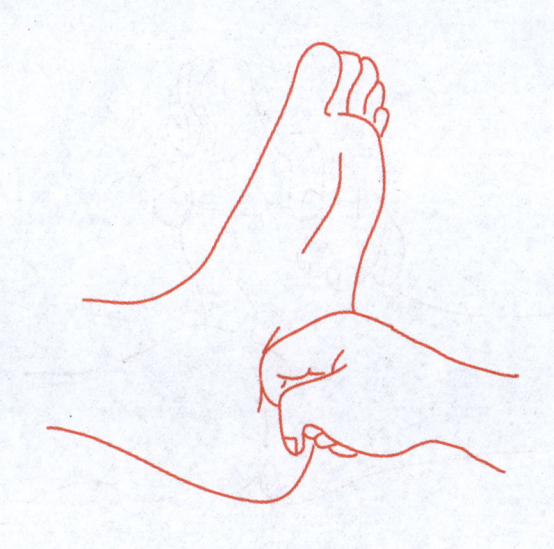

图 2-46　直肠反射区按摩手法

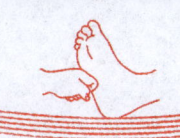

肛门

【位　置】　左脚脚掌跟骨前缘乙状结肠及直肠反射区的末端(图2-44)。

【主　治】　便秘,痔疮,瘘管,脱肛等。

【按摩手法】　以一手持脚,另一手半握拳,食指弯曲,以食指第一指尖关节顶点施力,定点按压(图2-47)。

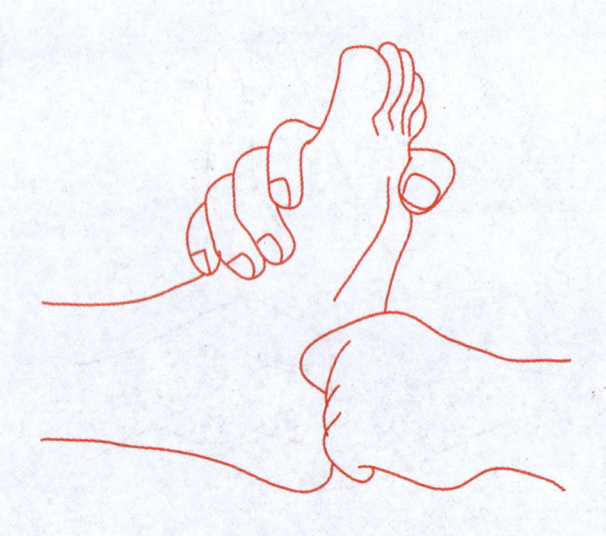

图2-47　肛门反射区按摩手法

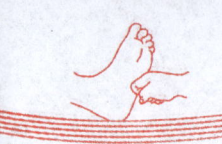

足部反射区及足部经穴

肝

【位　置】 右脚脚掌第四跖骨与第五跖骨间,在肺反射区的下方(图2-48)。

【主　治】 肝硬化,肝功能失调,肝炎,肝肿大,脂肪肝,酒精肝等。

【按摩手法】 以一手持脚,另一手半握拳,食指弯曲,以食指第一指尖关节顶点施力,向脚趾方向推压(图2-49)。

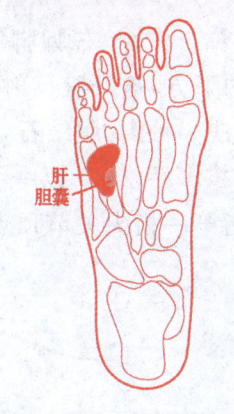

图2-48　肝、胆囊反射区

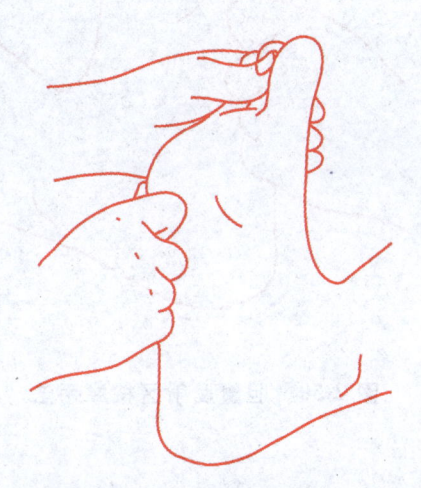

图2-49　肝反射区按摩手法

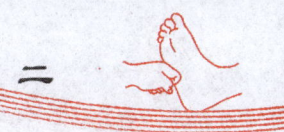

胆囊

【位　置】　右脚脚掌第三跖骨与第四跖骨间,在肺反射区的下方,被肝脏反射区覆盖(图2-48)。

【主　治】　胆结石,黄疸病,胆囊炎等。

【按摩手法】　以一手持脚,另一手半握拳,食指弯曲,以食指第一指尖关节顶点施力,定点推压(图2-50)。

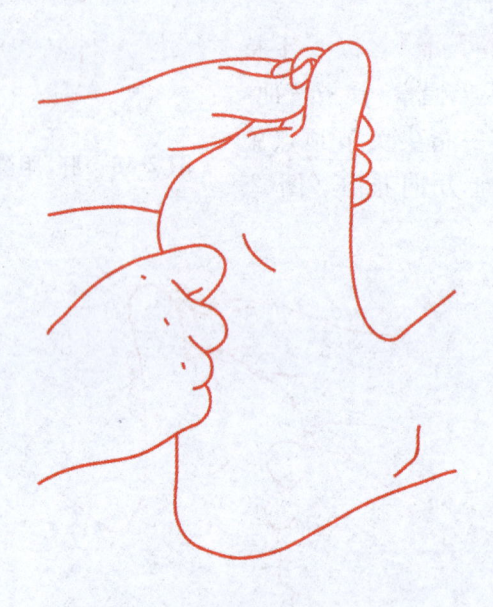

图2-50　胆囊反射区按摩手法

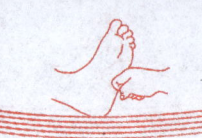

二、足部反射区及足部经穴

盲肠

【位　置】　右脚掌跟骨前缘，靠近外侧，与小肠和升结肠的反射区连接（图2-51）。

【主　治】　便秘，腹胀，腹痛，泄泻，阑尾炎等。

【按摩手法】　单食指叩拳法，定点按压（图2-52）。

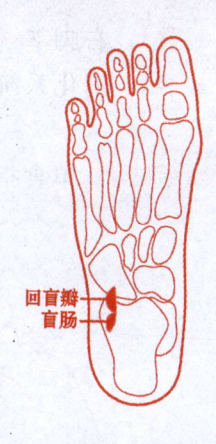

图 2-51　盲肠、回盲瓣反射区

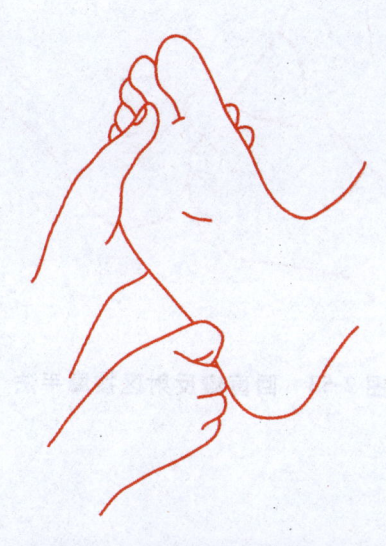

图 2-52　盲肠反射区按摩手法

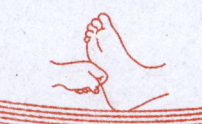

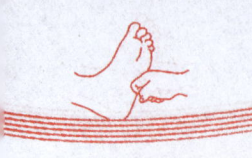

回盲瓣

【位　置】　右脚掌,位于盲肠反射区稍上方(图2-51)。

【主　治】　消化系统吸收障碍性疾病及其他回盲部疾病等。

【按摩手法】　单食指叩拳法,定点按压(图2-53)。

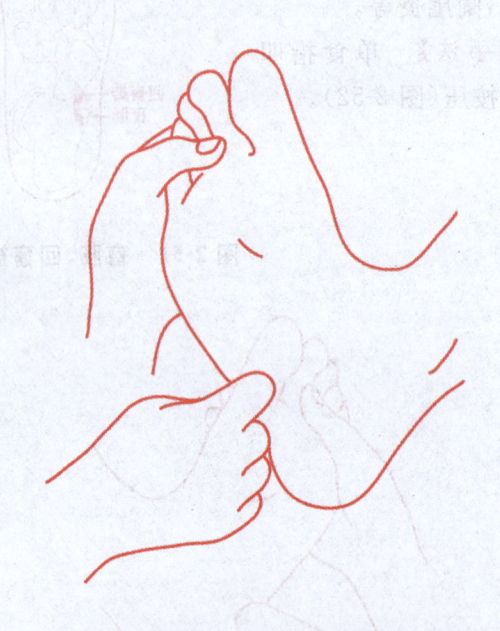

图2-53　回盲瓣反射区按摩手法

二 足部反射区及足部经穴

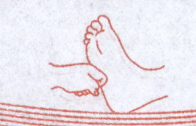

升结肠

【位　置】 右脚掌，紧贴小肠反射区外侧，一直延伸至横结肠处。其分布与左脚的降结肠对称（图2-54）。

【主　治】 便秘，腹泻，腹痛，腹胀，以及结肠炎等。

【按摩手法】 单食指叩拳法，以食指关节顶点施力，由脚跟向脚趾方向压刮（图2-55）。

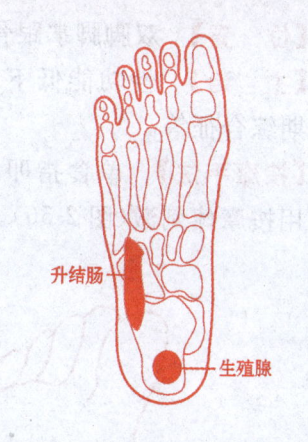

图 2-54　升结肠、生殖腺反射区

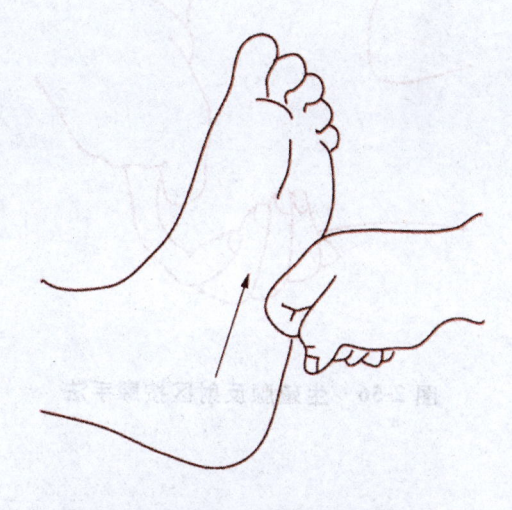

图 2-55　升结肠反射区按摩手法

· 59 ·

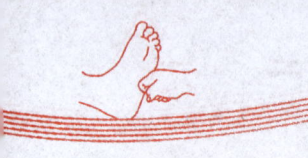

生殖腺

【位　置】　双脚脚掌跟骨正中央部位区域(图 2-54)。

【主　治】　性功能低下,阳痿,早泄,月经不调,痛经,更年期综合征等。

【按摩手法】　单食指叩拳法或握足叩指法定点按压,也可用按摩棒刺激(图 2-56)。

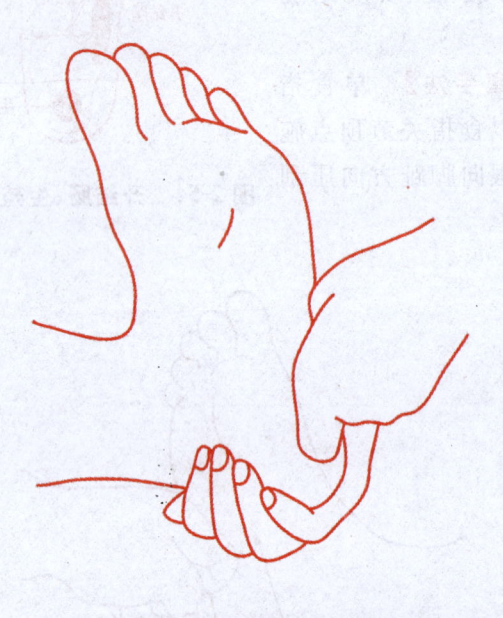

图 2-56　生殖腺反射区按摩手法

二、足部反射区及足部经穴

腹腔神经丛

【位置】 双脚掌中心，在第二、三、四跖骨之间的中央区域，在肾反射区附近位置。简易找法：以肾反射区为圆心的一个圆，但不超出二、三、四跖骨的宽度（图2-57）。

【主治】 各种消化系统疾病，如神经性胃肠病症，腹胀，腹泻，气闷，打嗝等，以及烦躁。

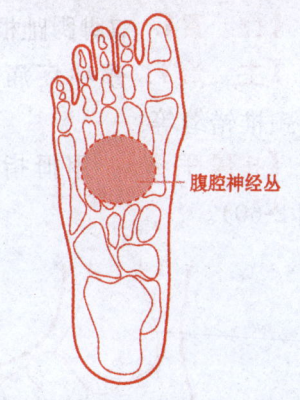

图 2-57 腹腔神经丛反射区

【按摩手法】 双指叩拳法或单食指叩拳法，可用双指叩拳法由上向下压刮；或用单食指叩拳法从两侧沿半圆画弧向下刮压。要求手法力度要均匀，动作宜慢（图2-58）。

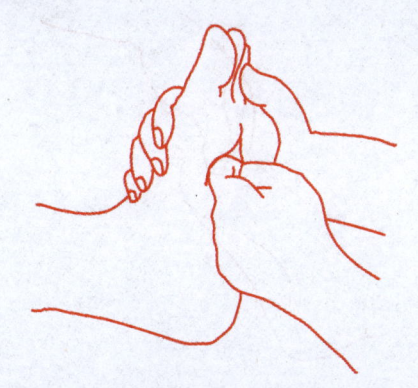

图 2-58 腹腔神经丛反射区按摩手法

颈椎

【位　置】 双脚蹈趾根部内侧缘横纹尽头处(图2-59)。

【主　治】 颈项疼痛,颈椎骨质增生,颈椎间盘突出症,颈椎错缝等。

【按摩手法】 用拇指指端沿该区域向脚跟方向推压(图2-60)。

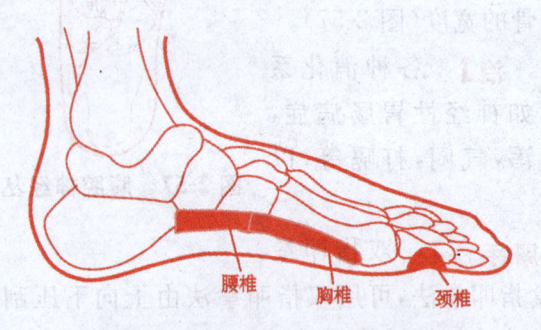

图 2-59　颈椎、胸椎、腰椎反射区

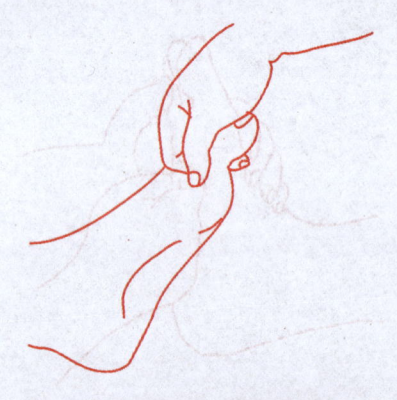

图 2-60　颈椎反射区按摩手法

足部反射区及足部经穴

胸椎

【位　置】　双脚足弓内侧缘第一跖骨下方,从第一跖趾关节直到跗楔骨关节止(图2-59)。

【主　治】　胸椎压缩性骨折,胸椎间盘突出,胸椎后关节紊乱症,肩背酸痛等。

【按摩手法】　捏指法,由足趾端至足跟端紧压第二跖骨的底缘推压(图2-61)。

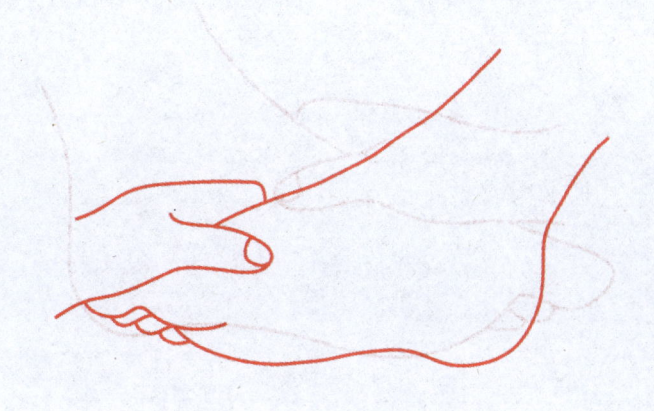

图 2-61　胸椎反射区按摩手法

腰椎

【位　置】 双脚足弓内侧缘楔骨至舟骨下方,上接胸椎反射区,下接骶椎反射区(图2-59)。

【主　治】 急、慢性腰肌损伤,腰椎间盘突出症,腰椎增生,腰椎后关节紊乱症等。

【按摩手法】 用拇指指端沿该区域向脚跟方向推压(图2-62)。

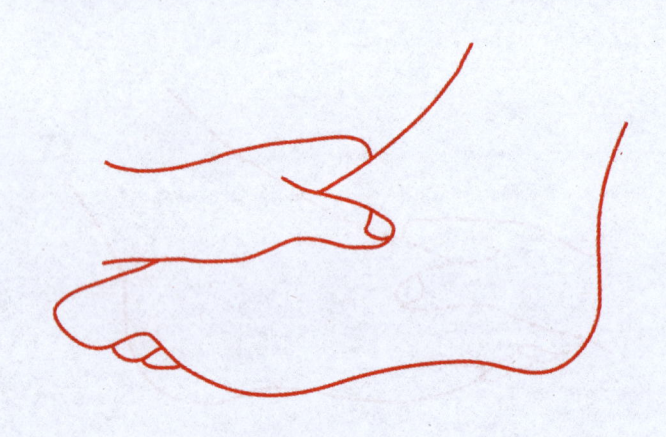

图2-62 腰椎反射区按摩手法

足部反射区及足部经穴

骶椎、尾椎

【位　置】　双脚足弓内侧缘距骨下方凹陷至跟骨内侧缘止,前接腰椎反射区,后连内尾骨反射区(图 2-63)。

【主　治】　骶骨受伤,骶椎骨质增生,腰关节伤痛,坐骨神经痛及盆腔脏器疾病等。

【按摩手法】　用拇指指端沿该区域向脚跟方向推压(图 2-64)。

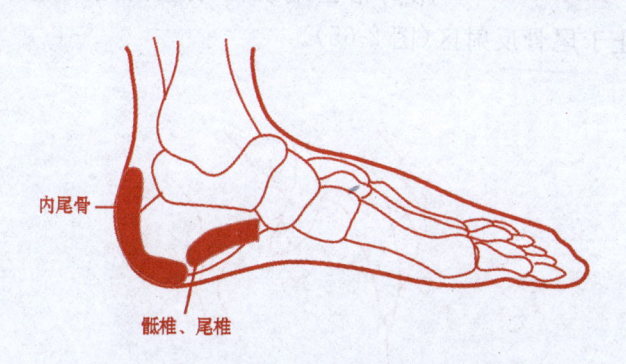

图 2-63　骶骨、尾椎及内尾骨反射区

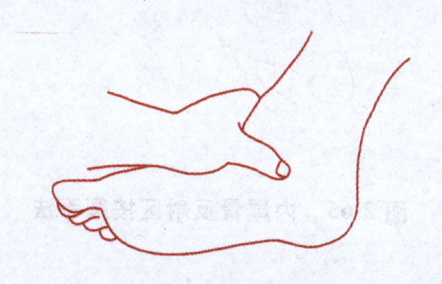

图 2-64　骶骨、尾椎反射区按摩手法

内尾骨

【位　置】　双脚跟部,起于跟骨粗隆,沿后正中线至跟骨后缘赤白肉际处,再沿跟骨内侧缘向前至跟骨内侧前缘止的带状区域(图2-63)。

【主　治】　尾骨脱位,坐骨神经痛,尾骨骨折后遗症,臀肌筋膜炎。

【按摩手法】　用拇指指端从足跟上向足跟底方向压推,止于尾骨反射区(图2-65)。

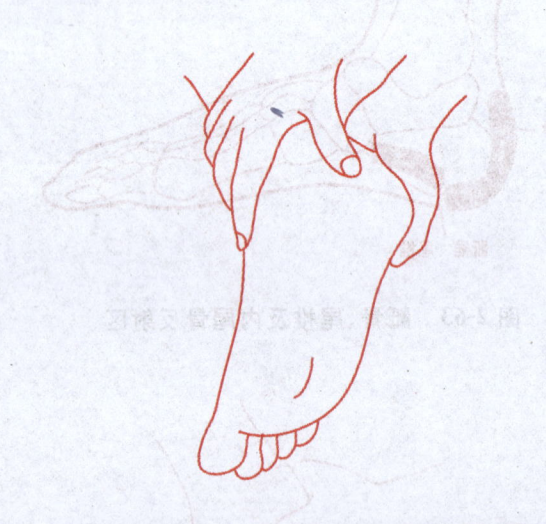

图2-65　内尾骨反射区按摩手法

足部反射区及足部经穴

子宫或前列腺

【位置】 足跟骨内侧,内踝后下方的直角三角形区域;子宫或前列腺的敏感点在直角顶点处,子宫颈的敏感点在三角形斜边的上段,尿道及阴道反射区尽头处(图2-66)。

【主治】 女性子宫肌瘤,子宫脱垂,宫颈炎,子宫发育不良,月经不调,痛经;男性前列腺肥大,前列腺炎,排尿困难,尿频,血尿等。

【按摩手法】 用拇指罗纹面由足跟向内踝后推压(图2-67)。

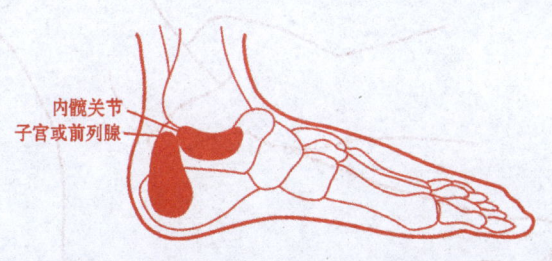

图 2-66 子宫或前列腺、内髋关节反射区

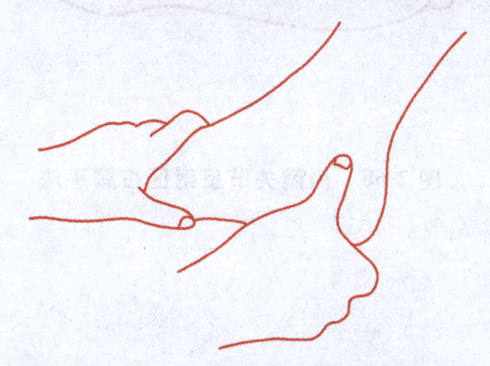

图 2-67 子宫或前列腺反射区按摩手法

内髋关节

【位　置】　双脚脚内侧内踝下方的弧形凹陷区域(图2-66)。

【主　治】　坐骨神经痛,髋关节痛,腰背痛等。

【按摩手法】　捏指法,围绕内踝由前向后压推(图2-68)。

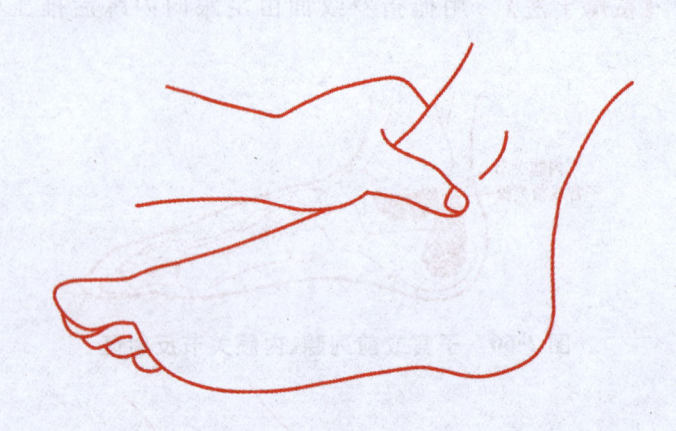

图 2-68　内髋关节反射区按摩手法

足部反射区及足部经穴

外髋关节

【位置】 双脚外踝下方的弧形凹陷区域,与内髋关节对称(图2-69)。

【主治】 坐骨神经痛,髋关节痛,腰背痛等。

【按摩手法】 捏指法沿着外踝关节下缘由前向后推压(图2-70)。

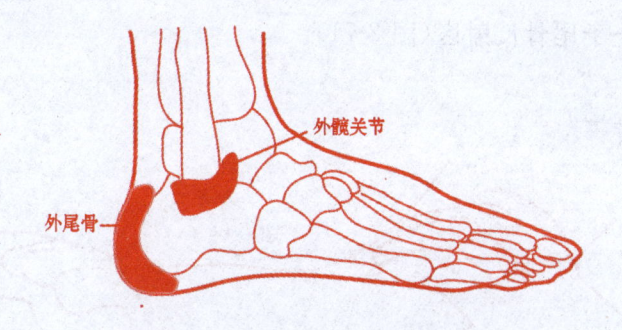

图2-69 外髋关节、外尾骨反射区

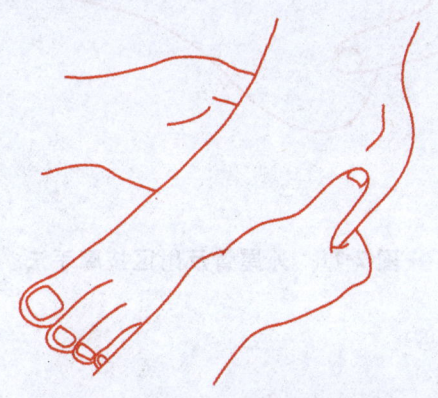

图2-70 外髋关节反射区按摩手法

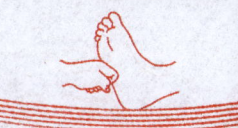

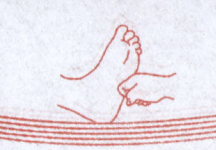

外尾骨

【位　置】　双足足跟外侧,沿跟骨外侧后下方转向上,呈一带状区域(图2-69)。

【主　治】　坐骨神经痛,尾骨脱位,尾骨骨折后遗症,臀肌筋膜炎。

【按摩手法】　用拇指指端从足跟上向足跟底方向压推,止于尾骨反射区(图2-71)。

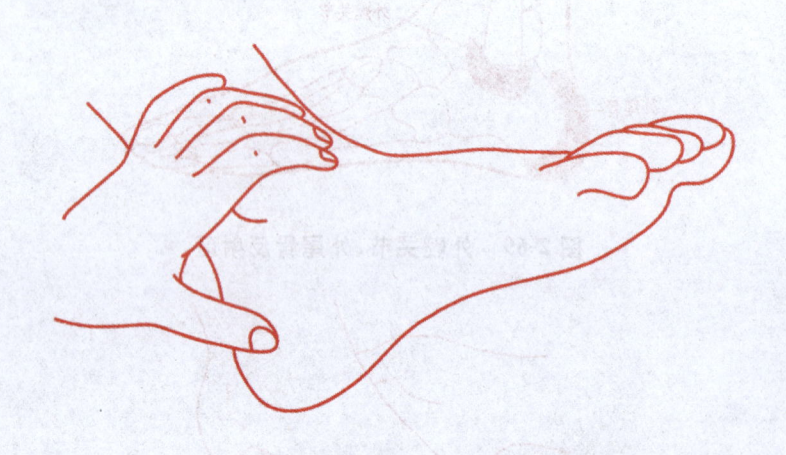

图2-71　外尾骨反射区按摩手法

足部反射区及足部经穴

阴茎、尿道及阴道

【位　置】　脚跟内侧,自膀胱反射区向上延伸至距骨和舟骨之间隙(脚内侧凹沟处)(图 2-72)。

【主　治】　泌尿系感染,尤其对尿道炎、阴道炎更有疗效;阳痿,早泄。

【按摩手法】　足部保持外展姿态,一手固定足前部,另一手用单食指叩拳法自膀胱反射区沿内踝下方向后上方压刮(图 2-73)。

阴茎、阴道、尿道

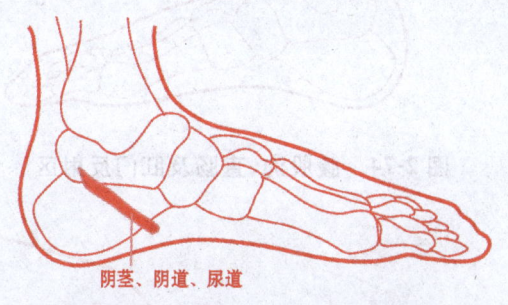

图 2-72　阴茎、阴道、尿道反射区

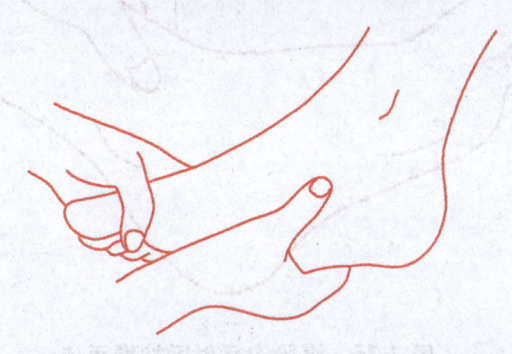

图 2-73　阴茎、阴道、尿道反射区按摩手法

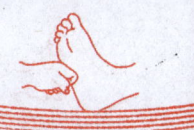

· 71 ·

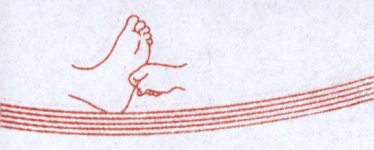

腹股沟

【位　置】　内踝尖前上方凹陷处，下身淋巴结反射区上方约1厘米处（图2-74）。

【主　治】　生殖系统慢性病症，性功能障碍，疝气等。

【按摩手法】　捏指法，用指腹定点按揉（图2-75）。

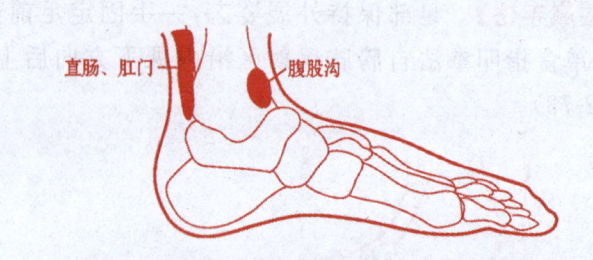

图2-74　腹股沟、直肠及肛门反射区

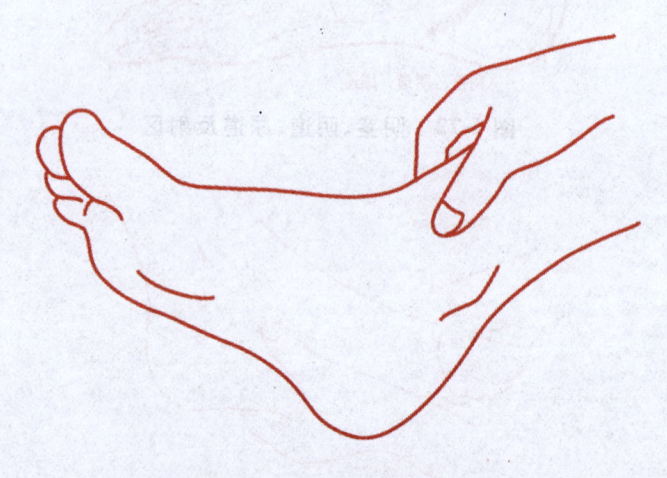

图2-75　腹股沟反射区按摩手法

足部反射区及足部经穴

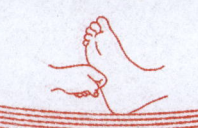

直肠、肛门反射区

【位　置】　双腿胫骨内侧后方,趾长屈肌腱间,约踝骨后方起向上延伸至四指宽的带状区域(图 2-74)。

【主　治】　痔疮,便秘,直肠炎,静脉曲张,肛裂等。

【按摩手法】　用拇指指端自内踝后向小腿方向推摩(图 2-76)。

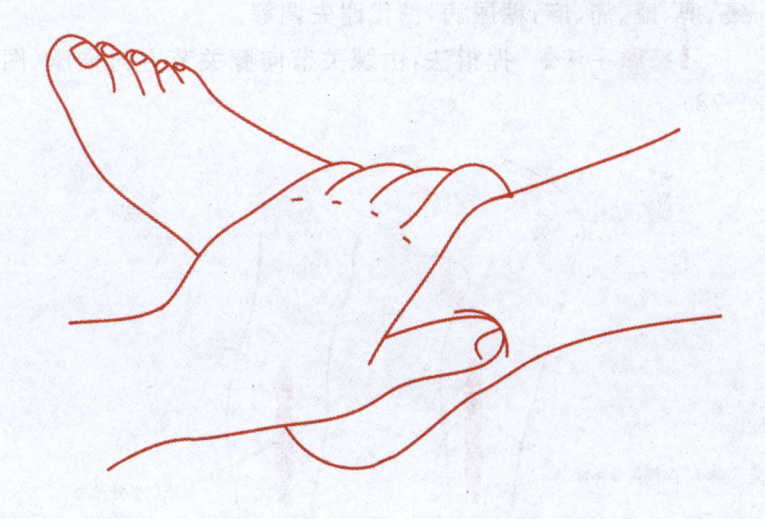

图 2-76　直肠、肛门反射区按摩手法

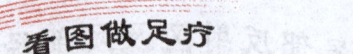

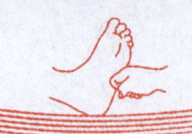

内侧坐骨神经

【位 置】 双小腿内侧,双足内踝关节后方凹陷处(太溪穴)起,沿胫骨后缘上行至胫骨内侧踝下方凹陷处(阴陵泉穴)为止的一带状区域。注意:内侧坐骨神经反射区与直肠及肛门反射区起点相同,位置重叠,但直肠及肛门反射区较短(图2-77)。

【主 治】 坐骨神经痛,坐骨神经炎,下肢各部位的痿、痹、瘫、痛、麻;糖尿病,糖代谢失调等。

【按摩手法】 捏指法,由踝关节向膝关节方向推压(图2-78)。

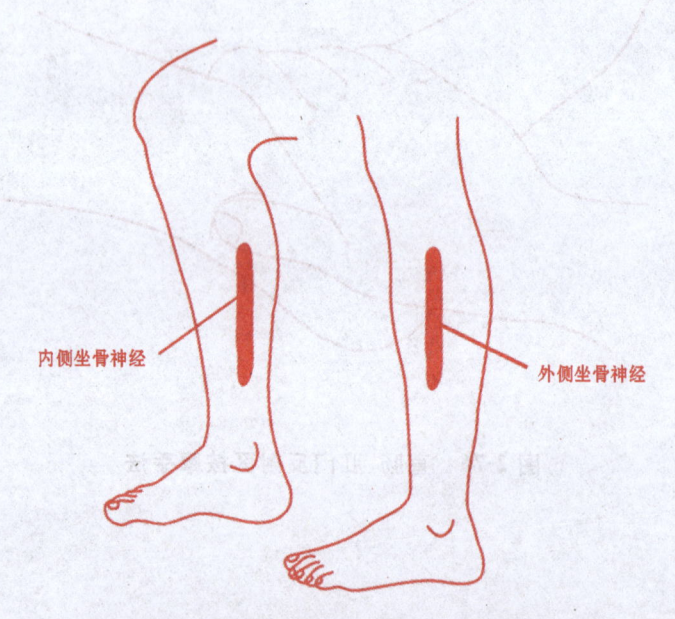

图2-77 内侧坐骨神经、外侧坐骨神经反射区

足部反射区及足部经穴

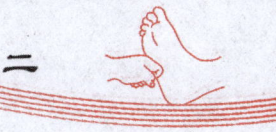

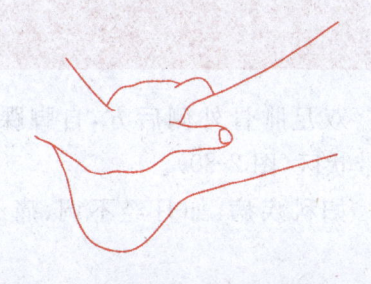

图 2-78　内侧坐骨神经反射区按摩手法

外侧坐骨神经

【位　置】　双小腿外侧,沿腓骨前缘向上延伸至腓骨小头前下方的凹陷处(阳陵陵穴)的一带状区域(图2-77)。

【主　治】　坐骨神经炎,坐骨神经痛,以及下肢各部位的痿、痹、瘫、痛、麻。

【按摩手法】　捏指法,由踝关节向膝关节方向推压(图2-79)。

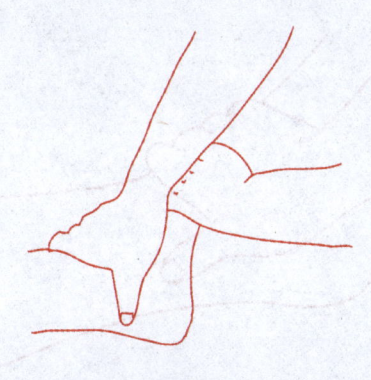

图 2-79　外侧坐骨神经反射区按摩手法

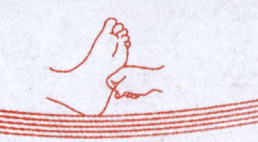

下腹部

【位　置】　双足腓骨外侧后方,自脚踝骨后方向上延伸四横指的一带状区(图2-80)。

【主　治】　妇科疾病,如月经不调、痛经,以及生殖系统疾病。

【按摩手法】　拇指指腹施力,自踝骨后方向上推按(图2-81)。

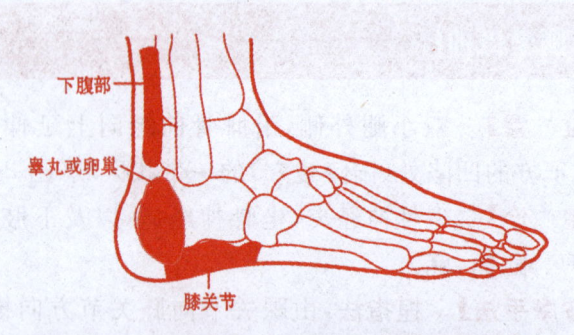

图2-80　下腹部、睾丸及卵巢、膝关节反射区

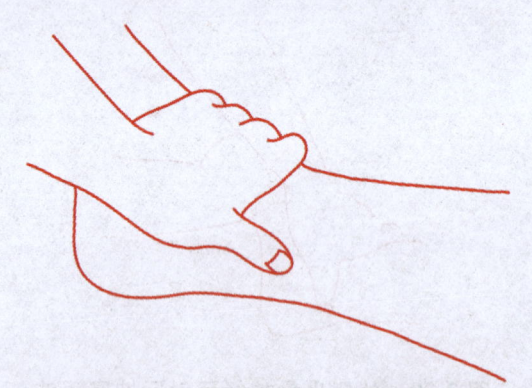

图2-81　下腹部反射区按摩手法

二、足部反射区及足部经穴

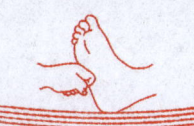

膝关节

【位　置】　双足掌外侧缘,骰骨与跟骨外侧缘之间形成的一半月形凹陷区域,赤白肉际稍上方(图2-80)。

【主　治】　膝关节疼痛,膝关节炎,风湿病,韧带损伤,脂肪垫损伤等局部病症。

【按摩手法】　单食指叩拳法,吸定按揉(图2-82)。

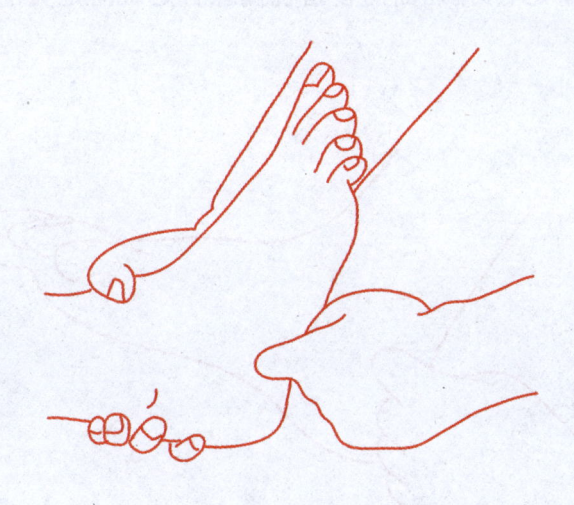

图 2-82　膝关节反射区按摩手法

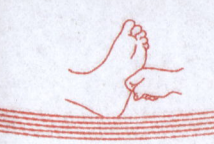

睾丸、卵巢

【位　置】　双足跟外侧,外踝后下方的直角三角形区域(与前列腺或子宫的反射区位置相对称);输精管或输卵管的反射区在直角三角形斜边上(图2-80)。

【主　治】　阳痿,月经不调,围更年期综合征。

【按摩手法】　睾丸、卵巢(生殖腺):单食指刮压法,拇指固定于足底,用屈曲的食指桡侧缘自足跟向足尖刮压(图2-83)。

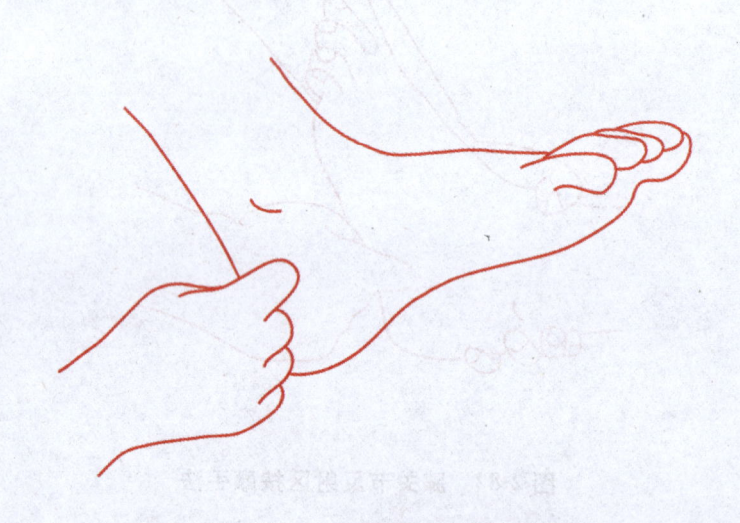

图2-83　睾丸、卵巢反射区按摩手法

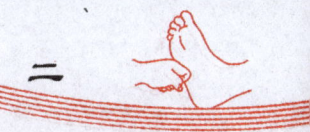

肘关节

【位　置】　双足掌外侧缘,第五跖骨粗隆与骰骨之关节突起处及前后两侧的小凹陷(图 2-84)。

【主　治】　肘关节外伤引起的疼痛、功能活动障碍,网球肘,肱骨内上踝炎,尺股鹰嘴滑囊炎等。

【按摩手法】　用拇指指端向足跟方向按压(图 2-85)。

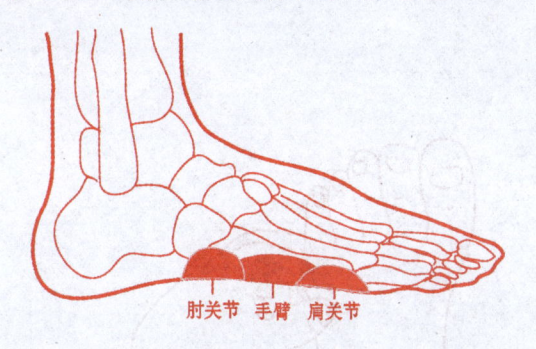

图 2-84　肘关节、手臂、肩关节反射区

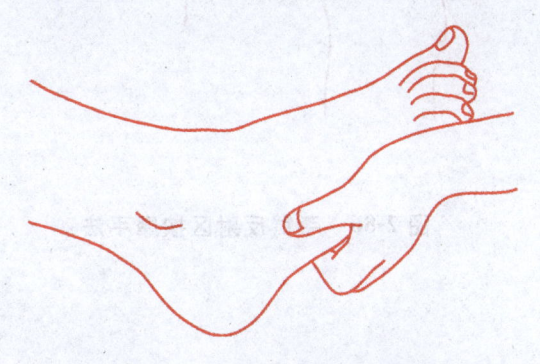

图 2-85　肘关节反射区按摩手法

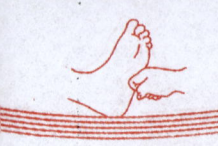

手臂反射区

【位　置】　脚外侧第五跖骨后,肩反射区与肘关节反射区之间(图 2-84)。

【主　治】　手臂受伤,手臂酸痛,举抬不便,活动受限等。

【按摩手法】　用拇指指端和食指指端相对捏压(图 2-86)。

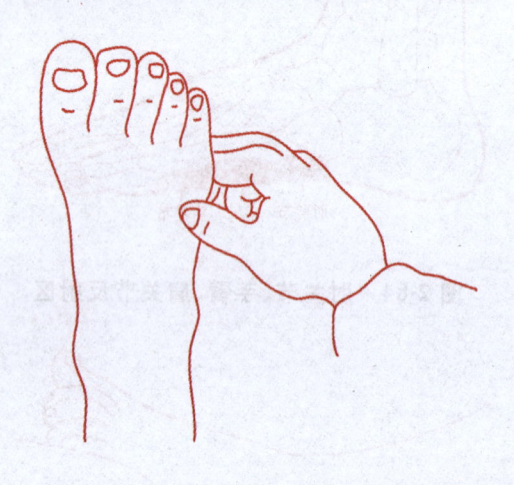

图 2-86　手臂反射区按摩手法

足部反射区及足部经穴

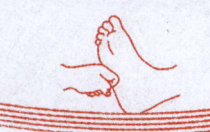

肩关节

【位 置】 双足掌外侧缘,第五跖趾关节突起处(图2-84)。

【主 治】 肩周炎,手臂无力,肩臂酸痛,冈上肌肌腱炎等。

【按摩手法】 单食指叩拳法,定点按揉(图2-87)。

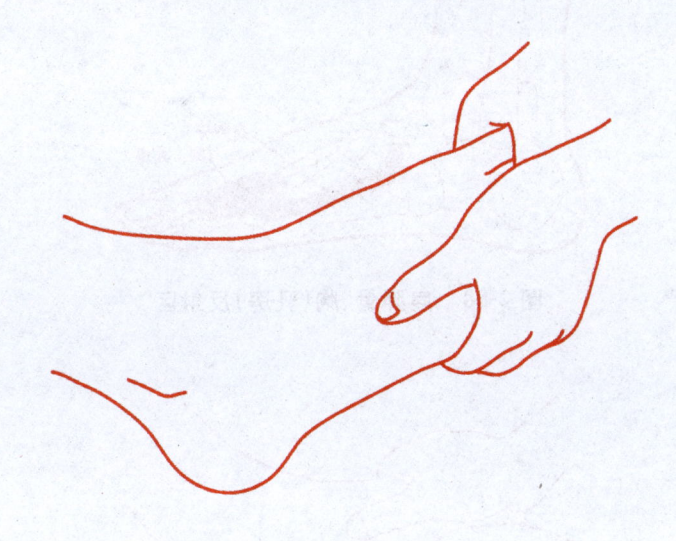

图2-87 肩关节反射区按摩手法

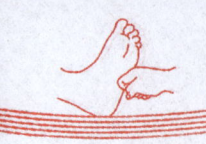

肩胛骨

【位　置】 双足背第四、五趾骨与楔骨连成的带状区域(图 2-88)。

【主　治】 肩周炎,落枕,冈上肌肌腱炎,肩背部肌筋膜炎。

【按摩手法】 用拇指指端向足跟方向压推(图 2-89)。

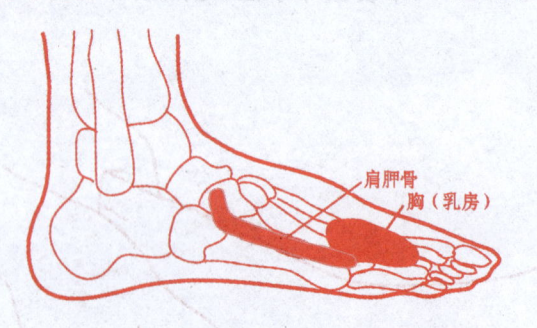

图 2-88　肩胛骨、胸(乳房)反射区

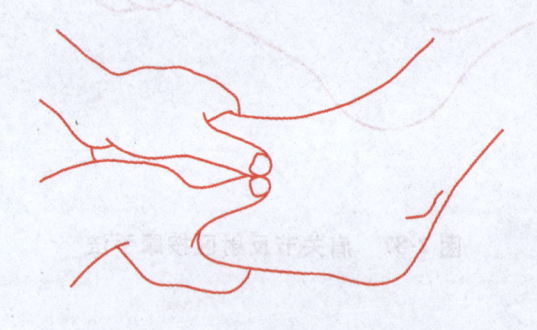

图 2-89　肩胛骨反射区按摩手法

足部反射区及足部经穴

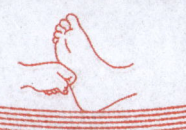

胸（乳房）

【位　置】 双足足背第二、三、四趾骨之间，呈一圆形的区域（图2-88）。

【主　治】 胸闷，胸痛，乳腺炎，乳腺囊肿，女性经期乳房胀痛等。

【手法操作】 双手拇指指端向足踝方向推摩（图2-90）。

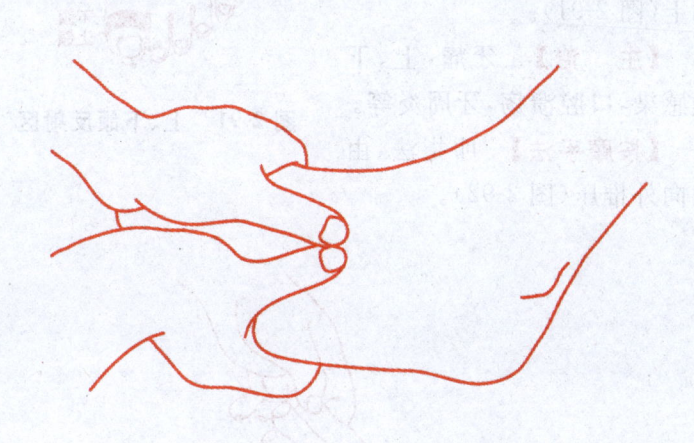

图2-90　胸（乳房）反射区按摩手法

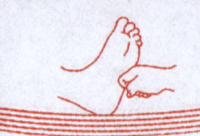

上下颌

【位　置】　上颌：双足足背拇趾远端趾节骨横纹前方，呈一条横带状区域。下颌：双脚拇趾背，拇趾背趾间关节横纹后方与上颌等宽等长的带状区域。右侧下颌反射区在左脚上；左侧下颌反射区在右脚上（图 2-91）。

【主　治】　牙痛，上、下颌感染，口腔溃疡，牙周炎等。

【按摩手法】　叩指法，由内向外推压（图 2-92）。

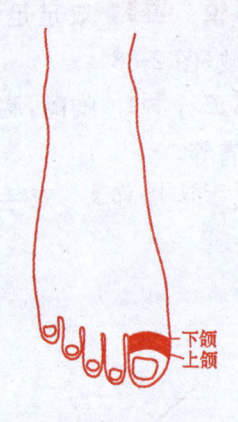

图 2-91　上、下颌反射区

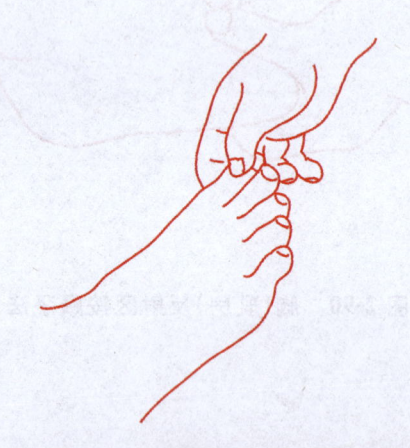

图 2-92　上、下颌反射区按摩手法

二 足部反射区及足部经穴

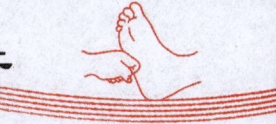

扁桃体

【位　置】 双脚跚趾背，近端趾骨背面背伸肌腱两侧的凹陷中(图2-93)。

【主　治】 上呼吸道感染，扁桃体发炎、肿胀、化脓，咽喉肿痛等。

【按摩手法】 双手叩指法，用双手拇指指端向足心方向掐揉(图2-94)。

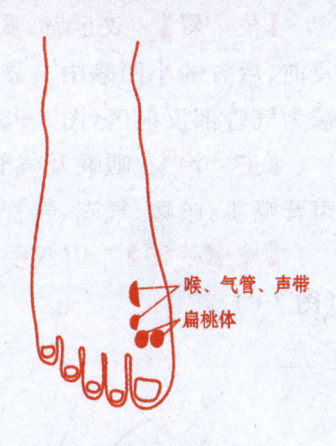

图2-93　扁桃体及喉、气管、声带反射区

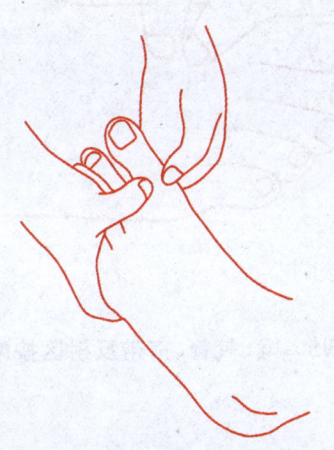

图2-94　扁桃体反射区按摩手法

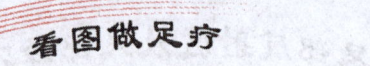

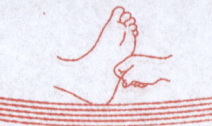

喉、气管、声带

【位　置】　双足背,踇趾根第一趾趾关节外缘突起处及前、后方的小凹陷中。靠足趾端为咽喉部反射区,靠足跟端为气管部反射区(图2-93)。

【主　治】　咽喉及气管疾病,如咽炎、喉炎、咽喉肿痛、声音嘶哑、咳嗽、气喘、气管炎、上呼吸道感染等。

【按摩手法】　用双手拇指指端同时定点向深层按压(图2-95)。

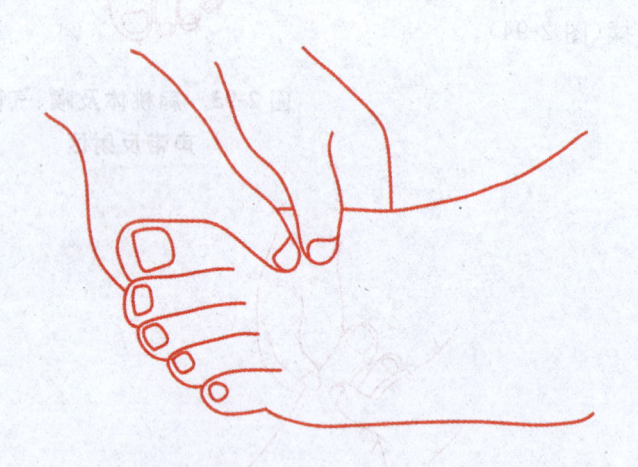

图2-95　喉、气管、声带反射区按摩手法

足部反射区及足部经穴

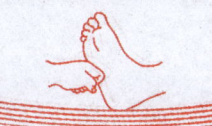

胸部淋巴结

【位置】 双足背第一、二趾骨之间的缝隙中(图2-96)。

【主治】 各种炎症,发热,风湿,癌症,肿瘤,胸痛等。

【按摩手法】 单食指刮压法,拇指固定于足底,用伸直的食指桡侧缘压入反射区,其他手指压在食指上加力,由近心端向足趾方向压刮(图2-97)。

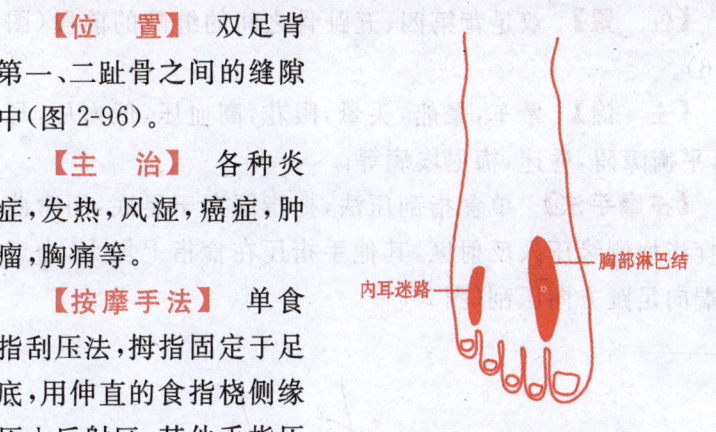

图2-96 胸部淋巴结、内耳迷路反射区

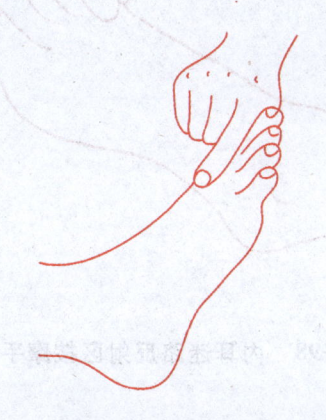

图2-97 胸部淋巴结反射区按摩手法

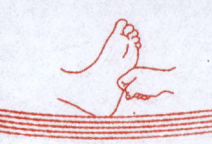

内耳迷路

【位　置】双足背第四、五趾骨之间的缝隙的前段(图2-96)。

【主　治】晕车,晕船,头晕,眼花,高血压,低血压,耳鸣,平衡障碍,昏迷,梅尼埃病等。

【按摩手法】单食指刮压法,拇指固定于足底,用弯曲的食指桡侧缘压入反射区,其他手指压在食指上加力,由近心端向足趾方向压刮(图2-98)。

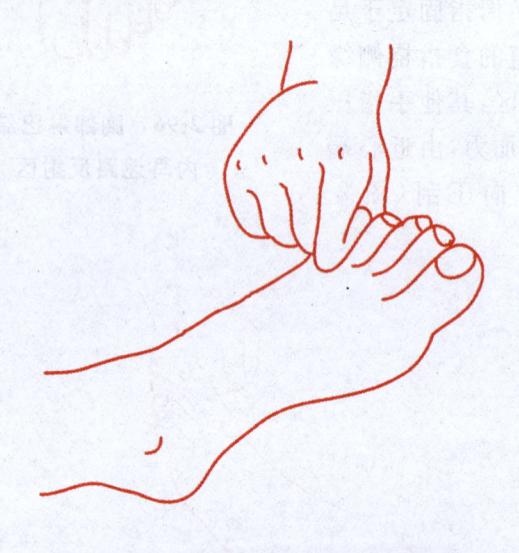

图2-98　内耳迷路反射区按摩手法

二 足部反射区及足部经穴

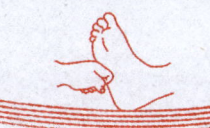

膈(横膈膜)

【位置】 足内侧的第一跖楔关节与足外侧的跖骰关节在足背的连线上，可触及一串骨突。其与足底的横结肠几乎首尾相连，围绕足部一圈(图 2-99)。

【主治】 打嗝，岔气，恶心，呕吐，腹胀，横膈膜疝气等。

【按摩手法】 双拇指捏指法或双食指刮压法，自横膈膜反射区中央向两侧刮压(图 2-100)。

图 2-99 膈(横膈膜)，上、下身淋巴结反射区

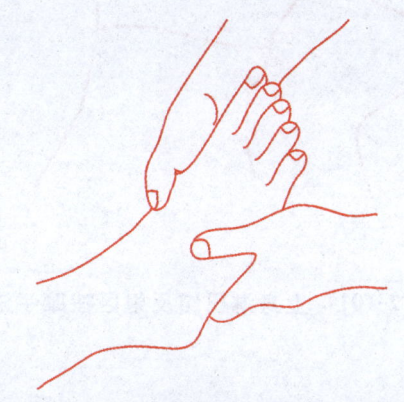

图 2-100 膈(横膈膜)反射区按摩手法

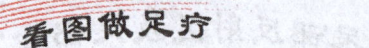

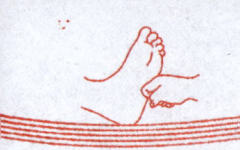

上身淋巴结

【位　置】　以脚外踝前下方的凹陷中(图2-99)。

【主　治】　各种炎症,发热,水肿,囊肿,踝部肿胀,抗体缺乏,肌瘤,癌症,蜂窝织炎等。

【按摩手法】　双手单食指叩拳法,用双手食指中节指骨背压入凹陷中,以有酸胀感而无刺痛为佳,反复点按揉3～5次;或用捏指法,以拇指指腹点按揉(图2-101)。

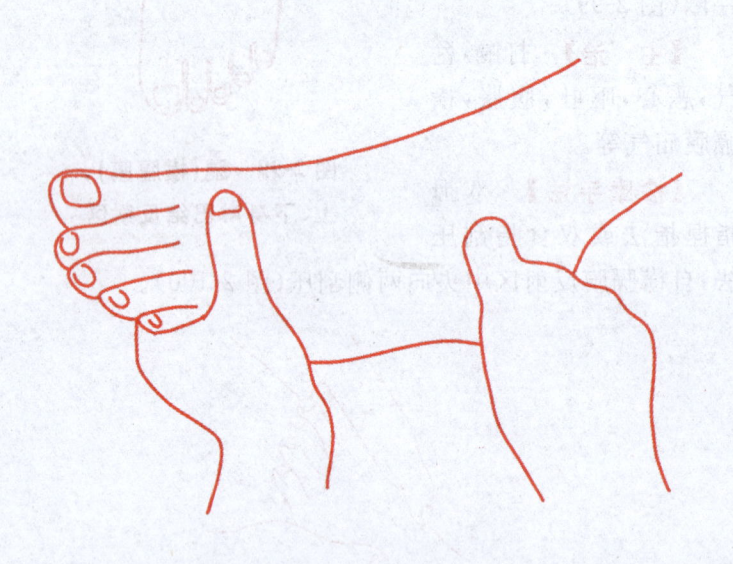

图2-101　上身淋巴结反射区按摩手法

二 足部反射区及足部经穴

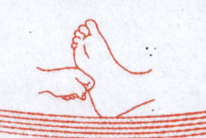

下身淋巴结

【位　置】　脚内踝前下方的凹陷中（图2-99）。

【主　治】　各种炎症、发热、水肿、囊肿、踝部肿胀、抗体缺乏、肌瘤、癌症、蜂窝织炎等。

【按摩手法】　双手单食指叩拳法，用双手食指中节指骨背压入凹陷中，以有酸胀感而无刺痛为佳，反复点按揉3～5次。或用捏指法，以拇指指腹点按揉（图2-102）。

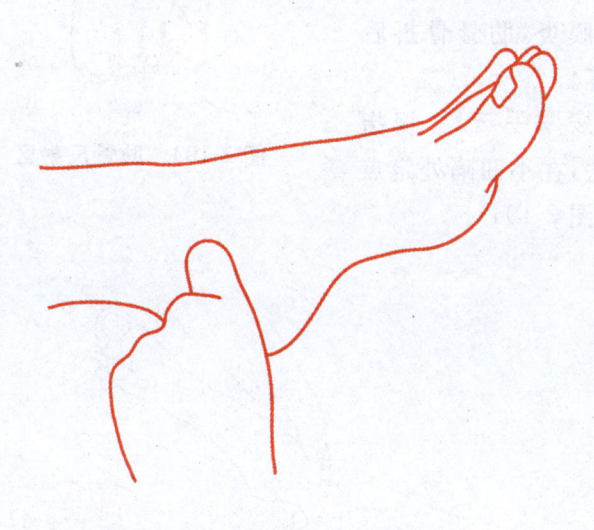

图2-102　下身淋巴结反射区按摩手法

肋骨

【位　置】内肋：双脚背第一、二楔骨与舟骨间的小凹陷中；外肋：双脚背第三楔骨与骰骨、舟骨之间的小凹陷中（图2-103）。

【主　治】胸闷，岔气，肋膜炎，肋骨骨折后遗症等。

【按摩手法】拇指捏指法，在小凹陷处定点按揉（图2-104）。

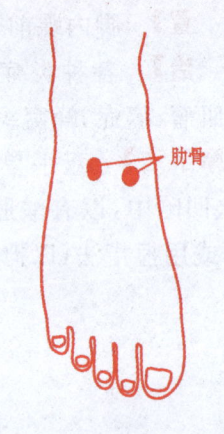

图2-103　肋骨反射区

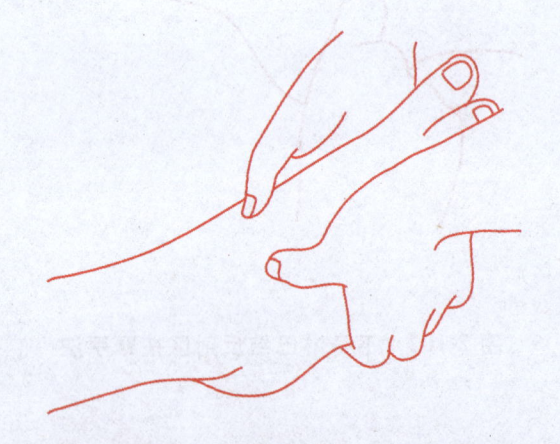

图2-104　肋骨反射区按摩手法

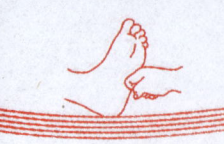

足部反射区及足部经穴

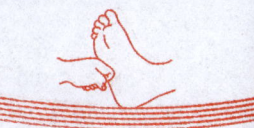

食管反射区

【位　置】双脚甲状腺和甲状旁腺反射区中间，第一跖趾关节处（图2-105）。

【主　治】食管炎，食管静脉曲张，甲状腺肿大等。

【按摩手法】用拇指指端向脚跟方向按压（图2-106）。

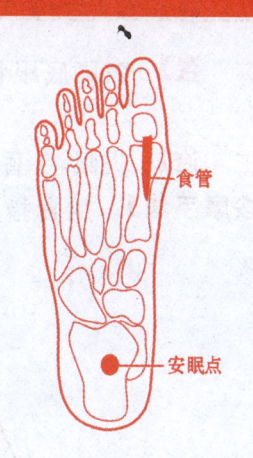

图2-105　食管、安眠点反射区

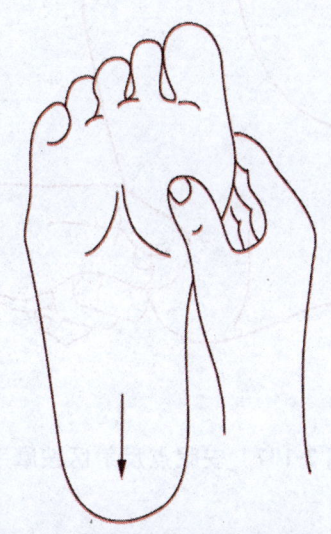

图2-106　食管反射区按摩手法

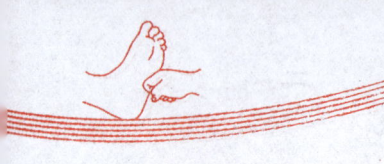

安眠点反射区

【位　置】 双脚底跟骨前端,生殖腺反射区前方(图2-105)。

【主　治】 失眠,头昏头痛,记忆力减退等。

【按摩手法】 用食指关节突起部定点向深层顶按(图2-107)。

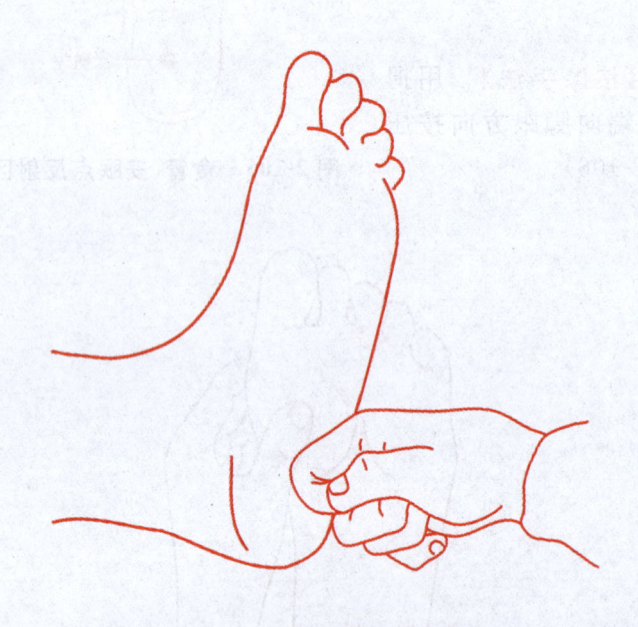

图2-107 安眠点反射区按摩手法

足部反射区及足部经穴

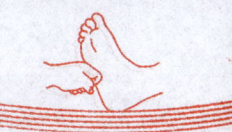

颈部淋巴结

【位置】 双脚脚背各趾蹼间,共 8 个(图 2-108)。

【主治】 发热,腮腺炎,哮喘,甲状腺功能亢进,甲状腺肿大等。

【按摩手法】 用拇指指端和食指指端相对捏揉该反射区(图 2-109)。

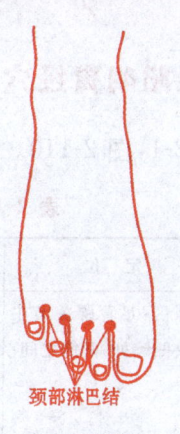

图 2-108 颈部淋巴结

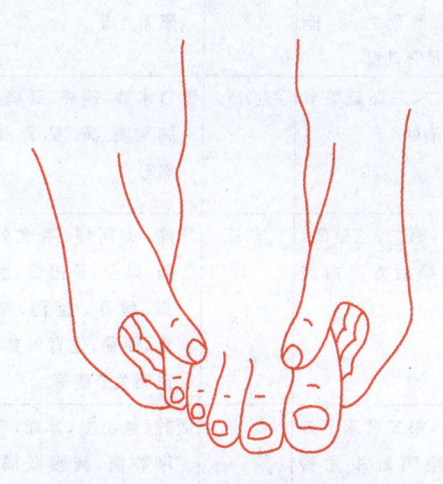

图 2-109 颈部淋巴结按摩手法

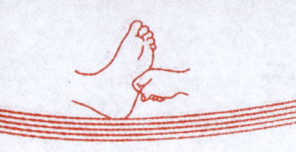

(三)足部常用穴位

1. 足阳明胃经穴

见表 2-1,图 2-110。

表 2-1　足阳明胃经穴

穴位名称	定　位	按摩手法	主　治	功　能
解　溪	在踝区,足背踝关节中央凹陷处,两筋之间	点、拨、掐	头面水肿、头痛、眩晕、腹胀、便秘、癫狂、踝关节肿痛、下肢瘫痪等	健脾化湿,清胃降逆
冲　阳	在足背,第二跖骨基底部与中间楔状骨关节处,两筋之间,能触及足背动脉	点、压	面肿、牙痛、口眼㖞斜、癫狂、胃痛、腹胀、足痿无力等	清胃宁神,扶正化湿
陷　谷	足背第二、三跖趾关节后凹陷处	点、压	面目水肿、腹痛、肠鸣、胸胁胀满、足背肿痛等	和胃降逆,健脾消水
内　庭	在足背,第二、三趾间,趾蹼缘后方赤白肉际处	点、揉	牙痛、头面痛、咽喉肿痛、口㖞、鼻出血、腹痛、腹胀、腹泻、痢疾、便秘、足背肿痛、趾跖关节痛等	清胃肠湿热
厉　兑	在足趾,第二趾末节外侧,距离趾甲角旁 0.1 寸	点、掐	面肿、鼻出血、牙痛、咽喉肿痛、胸腹胀满、癫痫等	清阳明,定神志,通经气

足部反射区及足部经穴

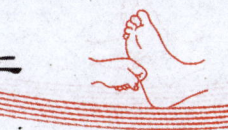

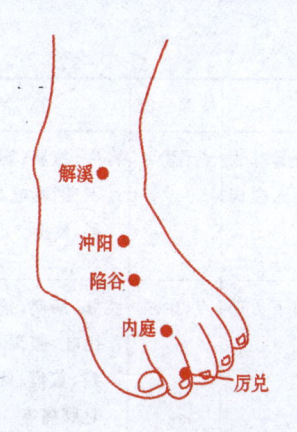

图 2-110　足阳明胃经穴

2. 足太阴脾经穴

见表 2-2，图 2-111。

表 2-2　足太阴脾经穴

穴位名称	定 位	按摩手法	主 治	功 能
隐　白	在足趾，大趾末节内侧，趾甲根角侧后方 0.1 寸	点、揉、掐	月经不调、崩漏、鼻出血、便血、尿血、腹胀、癫狂、失眠多梦、惊风、胸满、咳吐、足趾痛等	安神定志，健脾和胃
大　都	在足内侧缘，足大趾第一跖趾前下方赤白肉际处	点、揉、拿、掐	腹胀、腹痛、腹泻、便秘、高热无汗、小儿惊风、足痛	理脾胃，补中气，助运化，解表邪
太　白	在足内侧缘，足大趾第一跖趾后下方赤白肉际处	点、揉、拿、掐	腹胀、腹痛、腹泻、便秘、痢疾、心痛、胸胁胀痛、肢节疼痛	健脾和胃，理气化湿

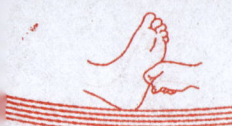

续表

穴位名称	定位	按摩手法	主治	功能
公 孙	在跖区,第一跖骨基底部的前下缘,赤白肉际处	点、揉、拿	胃痛、腹胀、肠鸣、消化不良、呕吐、腹泻、便秘、痢疾	健脾骨,调冲脉
商 丘	在踝区,内踝前下方凹陷处	点、揉、拨	腹胀、肠鸣、消化不良、呕吐、腹泻、便秘、痢疾、黄疸、两足无力、足踝痛等	舒筋活络,健脾利湿
三阴交	在小腿内侧,足内踝尖上3寸,胫骨内侧缘后际	点、掐、揉、擦	腹胀、肠鸣、脾胃虚弱、腹痛、腹泻、月经不调、闭经、崩漏、遗精、阳痿、遗尿、疝气、脚气、失眠、湿疹、下肢痉挛痹等	健脾胃,助运化,通经络,调气血

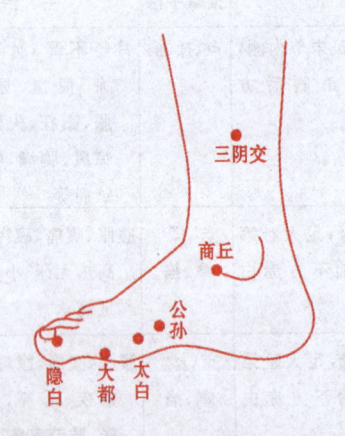

图 2-111　足太阴脾经穴

3. 足太阳膀胱经穴

见表 2-3,图 2-112。

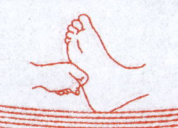

表 2-3 足太阳膀胱经穴

穴位名称	定位	按摩手法	主治	功能
昆仑	在踝区,外踝高点与跟腱之间的凹陷处	点、按、揉、弹拨	头痛、项强、目痛、目眩、鼻出血、癫痫、难产、疟疾、腰骶疼痛、脚跟肿痛等	强腰补肾,解肌通络
仆参	在踝区,外踝后下方,昆仑直下,赤白肉际处	点、按、揉、压、搓、推	足跟痛、足痿、癫痫等	舒筋利湿,益肾健骨,安神定志
申脉	在踝区,外踝尖直下,外踝下缘凹陷处	点、按、揉	头痛、眩晕、目赤痛、鼻出血、口眼㖞斜、癫狂、失眠、腰腿酸痛	宁心安神,舒筋通络,疏风解表
金门	在足背,外踝前缘直下,第五跖骨粗隆后方,骰骨外侧凹陷处	点、按、揉、拿	头痛、牙痛、癫痫、小儿惊风、腰腿痛、肩背痛、下肢痿痹、外踝痛、足部扭伤等	舒筋活络,苏厥安神
京骨	在跖区,第五跖骨粗隆下,赤白肉际处	掐、点、按	头痛、眩晕、项强、目赤、目翳、鼻塞、癫痫、腰痛、半身不遂、寒湿脚气等	宁神志,疏风热,通经络
束骨	在跖区,第五跖骨小头后缘,赤白肉际处	点、揉	头痛、项强、目眩、目赤、耳聋、癫狂、腰腿痛等	清头目,泻毒热,散风邪,舒筋脉
足通谷	在足趾,第五跖趾关节前缘,赤白肉际处	揉、掐、点	头痛、项强、目眩、鼻出血、癫狂、热病、咳嗽、气喘等	散风清热,镇静安神

续表

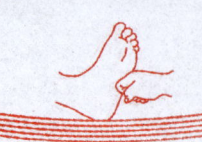

穴位名称	定位	按摩手法	主治	功能
至阴	在足小趾外侧,趾甲根角侧后方0.1寸(指寸)	掐、按、点、揉	头痛、目痛、鼻塞、鼻出血、心烦、胸胁痛、小便不利等	祛风邪、通血脉、理气机、明头目

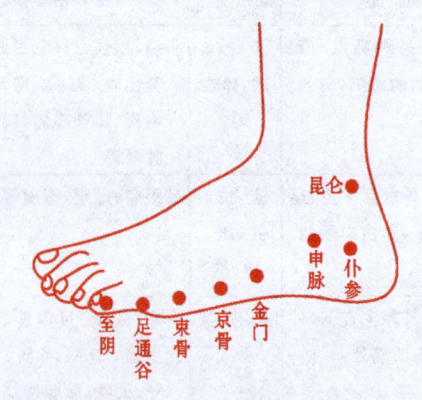

图 2-112 足太阳膀胱经穴

4. 足少阴肾经穴

见表 2-4,图 2-113。

表 2-4 足少阴肾经穴

穴位名称	定位	按摩手法	主治	功能
涌泉	在足底部,屈足蹻趾时足心最凹陷处,约足底第二、三趾蹼缘与足跟中点连线的前1/3与后2/3交点上	按、揉、擦、推	咳嗽、气喘、咽喉肿痛、咯血、肺痨、头痛、头昏、目眩、鼻出血、失声、失眠、便秘、小便不利、小儿惊风、癫狂、昏厥、阳痿、经闭、难产、足心热、下肢瘫痪	开窍救逆、除烦宁神、滋肾清热

二 足部反射区及足部经穴

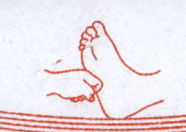

续表

穴位名称	定位	按摩手法	主治	功能
然谷	在足内侧缘,足舟骨粗隆下缘凹陷处	点、揉、擦	咽喉肿痛、咯血、消渴、泄泻、月经不调、带下、遗精、尿血、小便不利、小儿脐风、口噤	清虚热,滋肾阴,利膀胱,理下焦
太溪	在足内侧缘,足舟骨粗隆下缘凹陷处	点、掐、捻	咽喉肿痛、咯血、消渴、泄泻、月经不调、带下、遗精、尿血、小便不利、小儿脐风、口噤	滋补下焦,调理冲任,清肺止咳
大钟	在足跟区,太溪穴下0.5寸稍后,跟骨上缘,跟腱附踝部的内侧前方凹陷处	点、按、揉	咳嗽、气喘、咽喉肿痛、咯血、烦心、失眠、痴呆、癃闭、遗尿、便秘、月经不调、足跟肿痛、腰脊强痛	补益肾精,调和气血
水泉	在足跟区,太溪穴直下1寸,跟骨结节内侧凹陷处	点、按、揉	月经不调、痛经、经闭、子宫脱垂、小便不利、腹痛、足跟痛	调气血,疏下焦,理冲任
照海	在足踝区,内踝尖下1寸,内踝下缘边际凹陷处	点、按、揉、拨	咽喉肿痛、心痛、气喘、便秘、肠鸣、腹泻、癫痫、失眠、月经不调、子宫脱垂等	清利下焦,清心安神,利咽止痛,调经和营
复溜	在小腿内侧,太溪穴上2寸	拿、按、揉	腹胀、肠鸣、泄泻、水肿、盗汗、遗精、早泄、热病无汗、腰脊强痛	滋肾强腰,疏利下焦
交信	在小腿内侧,复溜穴前0.5寸,胫骨内侧缘的后方凹陷处	拿、按、揉	腹泻、便秘、痢疾、月经不调、崩漏、睾丸肿痛、疝气	清湿热,调血分,补肾气

· 101 ·

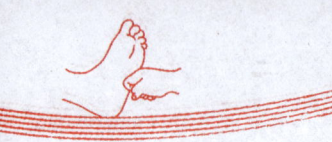

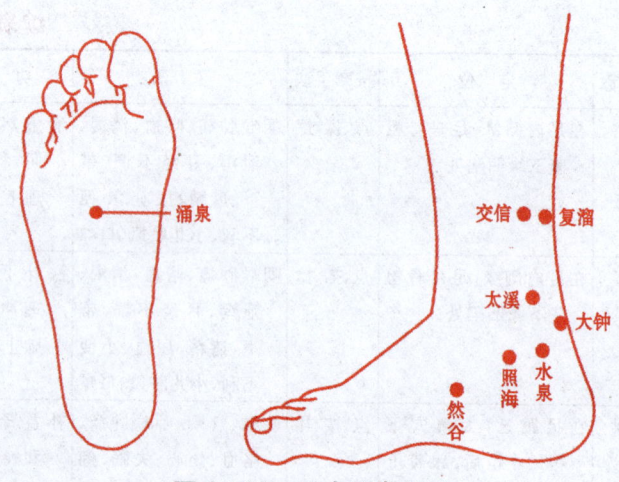

图 2-113　足少阴肾经穴

5. 足少阳胆经穴

见表 2-5, 图 2-114。

表 2-5　足少阳胆经穴

穴位名称	定　位	按摩手法	主　治	功　能
悬　钟	在小腿外侧,外踝高点上3寸,腓骨后缘	点、拨	头晕、咽喉肿痛、颈项强痛、落枕、胸腹胀满、腋下肿、胁肋疼痛、下肢痿痹、膝腿痛、半身不遂等	泄胆火,通经络,祛风湿
丘　墟	在足踝区,外踝的前下方,趾长伸肌腱的外侧凹陷处	点、揉	偏头痛、颈项痛、踝关节痛、偏瘫等	通经络、利关节
足临泣	在足背外侧,第四、五跖骨底结合部的前方,小趾伸肌腱外侧凹陷处	点、按、掐	头痛、目眩、咽喉肿痛、乳痈、瘰疬、胁肋疼痛、足跗肿痛等	疏肝熄风,清火化痰,明目聪耳

足部反射区及足部经穴

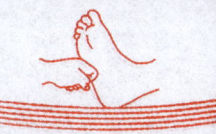

续表

穴位名称	定位	按摩手法	主治	功能
地五会	在足背外侧,第四、五跖骨之间,当小趾伸肌腱内侧缘外	点、按、掐	头痛、目眩、目赤肿痛、耳聋、耳鸣、乳房胀痛、足跗肿痛等	明目聪耳,化湿消肿,清肝泻胆
侠溪	在足背外侧,第四、五趾间,趾蹼缘后方赤白肉际处	点、按、掐	头痛、颊肿、目外眦赤痛、耳聋、耳鸣、气喘、咳逆、胁肋疼痛、足跗肿痛、乳痈等	清热熄风,消肿止痛
足窍阴	在足趾,第四趾末节外侧,趾甲根角侧后方0.1寸(指寸)	点、按、掐	头痛、失眠、目赤肿痛、喉痹、胸胁痛、热病、月经不调等	清胆火,熄风热,疏肝气

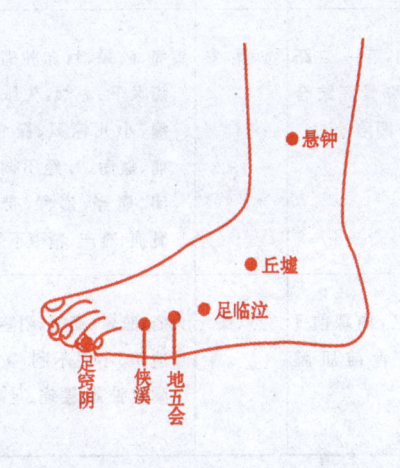

图 2-114 足少阳胆经穴

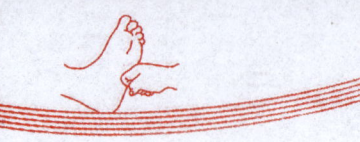

6. 足厥阴肝经穴

见表2-6,图2-115。

表2-6 足厥阴肝经穴

穴位名称	定位	按摩手法	主治	功能
大敦	在足踇趾末节外侧,距趾甲0.1寸(指寸)	点、揉、推、掐	月经不调、经闭、崩漏、疝气、遗尿、癃闭、癫狂	理下焦,调经血,清神志
行间	在足背侧,第一、二趾间缝纹端	点、揉、推	头痛、眩晕、目赤肿痛、耳聋、耳鸣、口㖞、鼻出血、心烦、失眠、胸胁胀痛、月经过多、痛经、闭经、带下、遗精、阳痿	清下焦,泄肝火,凉血热
太冲	在足背侧,第一、二跖骨间,跖骨底结合部前方凹陷处	按、揉、拿	头痛、眩晕、目赤肿痛、咽痛喉干、心烦、失眠、癫痫、小儿惊风、腰脊疼痛、瘰疬、月经不调、经闭、痛经、崩漏、带下、乳痈、难产、精液不足	泄肝火,清头目,行气血,化湿热
中封	在足踝区,内踝前1寸,胫骨前肌腱内缘	点、揉	头痛、眩晕、疝气、阴茎痛、遗精、小便不利、黄疸、胸腹胀满、腰痛、足冷等	泻下焦湿邪,清肝经郁热

104

足部反射区及足部经穴

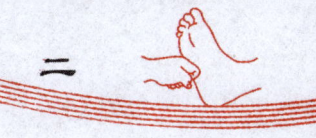

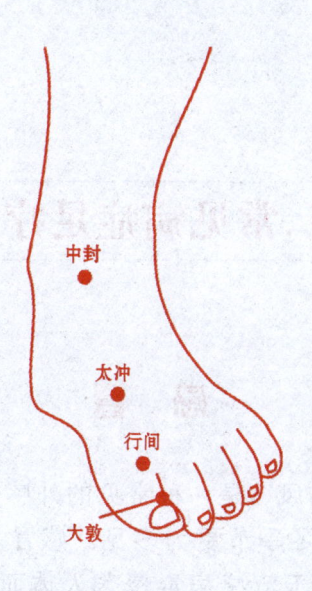

图 2-115　足厥阴肝经穴

三、常见病症足疗法

感 冒

感冒俗称"伤风",是一种常见的外感性疾病,一年四季均可发病,以春、冬季节更为多见。感冒一般症状较轻,大多数天即愈。由于流感病毒侵袭人体而发病的感冒称为"流行性感冒",简称"流感",其表现为发病急骤,全身症状严重,蔓延迅速。

中医学认为,感冒是因感受风邪所致。当气候骤变,冷热失常,或出门时有汗,风寒、风热之邪就乘虚而入。通过对足部按摩可有效地缓解感冒症状,缩短病期。

【临床表现】 鼻塞、流涕、咽痛、打喷嚏、怕冷,继发头痛、发热、咳嗽、全身酸痛等。

【有效反射区】 鼻、肺及支气管、肾上腺、肾、输尿管、膀胱反射区(图3-1)。

【按摩手法】

(1)向足跟方向点按肾和肾上腺反射区各50～100次,以微有酸痛感为宜。由足趾向足跟方向推按输尿管反射区30～50次,用力要均匀,力量不宜太大,以自觉酸胀为宜。

三 常见病症足疗法

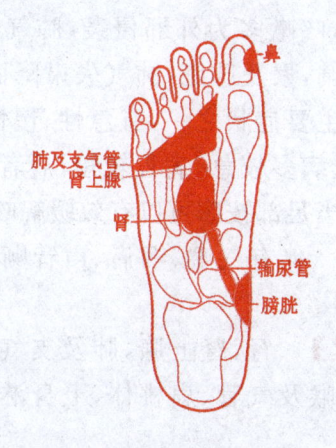

图 3-1 感冒足部反射区

（2）点按鼻、膀胱反射区各 50～100 次。

（3）由足外侧向足内侧推按肺、支气管反射区 50～100 次。

【生活保健】

（1）患病期间注意休息，保证充足睡眠，少食油腻食物，多喝水，吃清淡食物。

（2）加强体育锻炼，注意保暖，随季节增减衣服。

（3）在治疗期间，应避风寒，调情志，防止风感外邪。

咳 嗽

咳嗽是机体对侵入气道病邪的保护性反应。中医学将有声无痰称咳，有痰无声称嗽。临床上两者常并见，通称咳嗽。凡外感或内伤导致肺气上逆，便致咳嗽。

中医学认为，咳嗽多为外邪侵袭，肺气失宣所致，也可由于脏腑功能失调，累及肺脏，肺气失肃降而发生。咳嗽是呼吸系统疾病的主要症状之一，有急性、慢性之分。前者为外感咳嗽，一般起病多较急、病程较短；后者为内伤咳嗽，一般起病较慢。适当足部按摩可以有效缓解咳嗽的症状。

【临床表现】 伴有气喘、咽痛、声音嘶哑、咳痰或低气怯声等症状。

【有效反射区】 肾、肾上腺、肺及支气管、脾、输尿管、膀胱、甲状旁腺、喉及气管、扁桃体、上身淋巴结反射区（图3-2）。

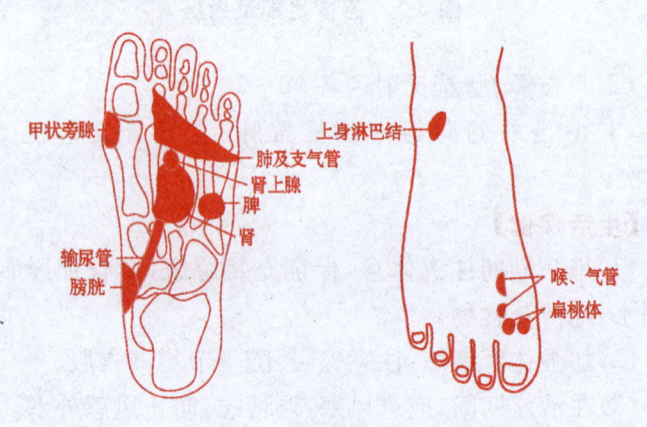

图 3-2 咳嗽足部反射区

【按摩手法】

（1）揉按肾上腺、肾、脾、输尿管、膀胱、甲状旁腺反射区，每个反射区按 10～30 次。

（2）揉按喉及气管、肺、支气管、上身淋巴结、扁桃体反射区，每个反射区按 50～100 次。

常见病症足疗法

【生活保健】

(1)休息可减轻病情,所以咳嗽患者要注重休息。

(2)忌冷、酸、辣食物,戒烟酒;多喝水,可补充身体上消耗过多的水分;饮食宜清淡。

(3)患者应加强体育锻炼,增强体质,保持身体温暖,避免身体再感风寒。

(4)接触新鲜空气,有的患者在山中休养,痊愈很快,这是因新鲜空气不会加重刺激肺和气管的缘故。

哮 喘

哮喘俗称"气喘",是一种反复发作的过敏反应性疾病,是由于气管和支气管对各种刺激物的刺激不能适应,而引起的支气管平滑肌痉挛、黏膜肿胀、分泌物增加,从而导致支气管管腔狭窄。哮喘可发生于任何年龄,一年四季都可发作,尤以寒冷季节气候急剧变化时发病较多。

哮喘分为外源性哮喘和内源性哮喘两种。外源性哮喘常因过敏性体质,吸入过敏源如花粉、灰尘等,引起支气管平滑肌痉挛、收缩,黏膜充血、水肿、分泌增加,广泛性小气管狭窄,哮喘发作;内源性哮喘常由于呼吸道感染,寒冷空气,刺激性气体,生物、物理、化学或精神刺激等因素所诱发。中医学认为,宿痰内伏于肺,遇外邪、饮食、情志、劳倦等诱因触动肺中伏痰而发病。足部按摩对本病有一定疗效。

【临床表现】 哮喘发作前,往往有先兆症状,如鼻塞、流涕、打喷嚏等,若不及时治疗则出现带有哮鸣音的呼吸困难,持续数分钟至数小时,可自行或经治疗后缓解,严重的

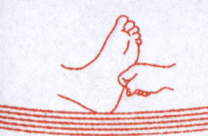

可延续数日、数周或呈反复发作。长期反复发作常并发慢性支气管炎和肺气肿。

【有效反射区】 肾、肾上腺、脑垂体、输尿管、膀胱、肺、头颈淋巴结、鼻、横结肠、升结肠、直肠、胃、胆、肝反射区(图3-3)。

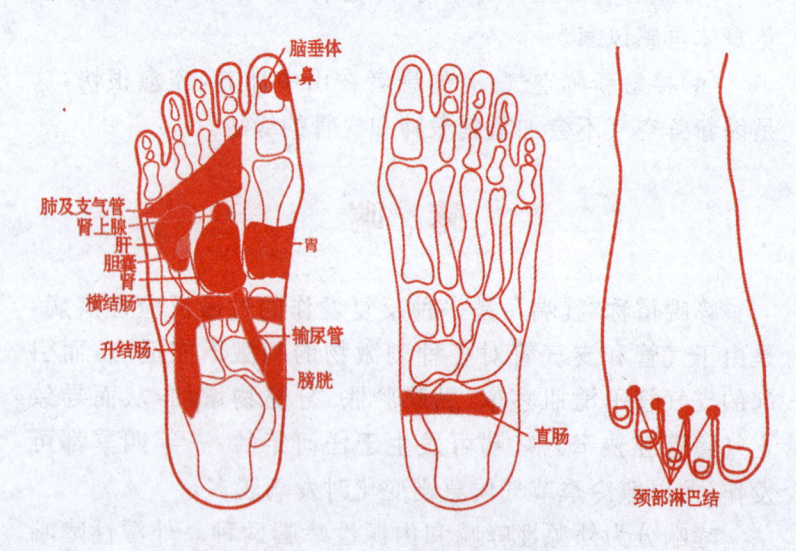

图 3-3 哮喘足部反射区

【按摩手法】

(1)点按肾、肾上腺、脑垂体、膀胱、胃、胆、肝、肠反射区各50～100次,按摩力度以局部感到胀痛为度。

(2)向下推按输尿管、肺反射区各50～100次,推按速度以每分钟30～50次为宜,以有酸胀感为佳。

(3)点按鼻、头颈淋巴结反射区各100次。

(4)推按升结肠、横结肠、直肠反射区各50次。

【生活保健】

(1)冬天应注意防寒,治疗期间如感风寒则效果差,疗程会延长。

(2)不食生冷食物,少食辛辣肥甘食品,戒烟酒,断绝痰热之源。

(3)根据患者身体状态,应做适当运动,以增强体质。

(4)对过敏引起的哮喘,应防止与过敏源接触。

慢性支气管炎

慢性支气管炎简称慢支,属于常见病、多发病,多见于呼吸系统功能较弱者,多由急性支气管炎未及时治疗,经反复感染,长期刺激,如吸烟、吸入粉尘、病毒细菌感染、机体过敏、气候变化、大气污染等诱发而导致。

中医学认为,有风寒、风热、燥火、七情伤感、脾虚不运、湿痰浸肺、阴虚火灼、肺失宣降、气逆于上而咳喘咳痰,形成慢性支气管炎。足部按摩对本病有一定的疗效。

【临床表现】 主要症状为反复性慢性咳嗽、咳痰、伴有气喘等。且早、晚咳嗽加重,痰多呈白色,稀薄或黏稠痰。若经久不愈,可变生他病。

【有效反射区】 肺及支气管、心、脾、气管、咽喉、胸部等反射区(图3-4)。

【按摩手法】

(1)肺及支气管反射区每次推压30~50次。

(2)气管、咽喉反射区每次按揉30~50次。

(3)甲状旁腺、心、脾反射区每次按揉30次。

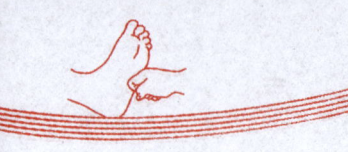

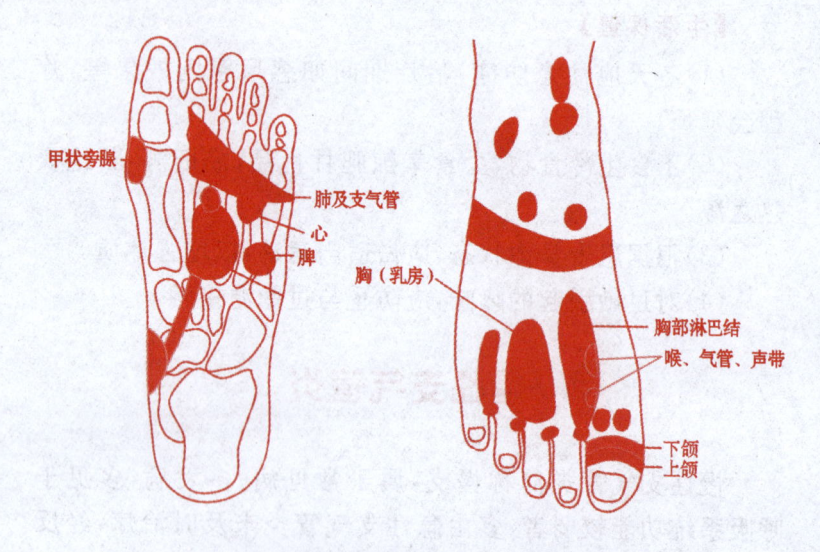

图 3-4 慢性支气管炎足部反射区

(4) 胸部淋巴每次刮压 30～50 次。
(5) 胸部、胸椎反射区每次推压 30 次。

【生活保健】

(1) 平时注意保暖，尤其是下肢及足部。
(2) 避免感冒，适当进行体育锻炼并尽量选择不太激烈的运动项目，以利于改善呼吸系统的功能，增强对寒冷和疾病的抵抗力。
(3) 戒烟。
(4) 避免吸入有害气体、尘埃等。

三、常见病症足疗法

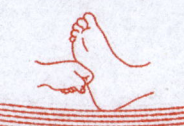

头 痛

头痛是多种疾病的常见自觉症状,临床上较为常见,其病因病机极其复杂。由颅内、外组织发生病理性变化引起的,称器质性头痛;没有病理变化基础的头痛,称为非器质性头痛,如功能性头痛。

中医学认为,头痛的病因多因外感(六淫)和内伤(七情)所致。外感头痛,以风邪为多;内伤头痛,多因七情内伤、脏腑失调、气血不足所致。一般常见的有偏头痛、血管神经痛、慢性高血压头痛、感冒头痛及一些原因不明的头痛,这些头痛可能由生理性、更年期、过度疲劳、精神压抑等因素所致。足部按摩对以上的头痛现象都有很好的疗效。

【临床表现】 器质性头痛疼痛严重时将会致呕吐、复视、大小便失禁、视力减退,甚至神志不清等症状。另外,屈光不正、青光眼、副鼻窦炎等引起的头痛也属器质性头痛。功能性头痛无固定部位,常伴有失眠、记忆力减退、遗精等神经衰弱症状。

【有效反射区】 肾、肾上腺、膀胱、输尿管、肺及支气管、脑垂体、大脑、小脑及脑干、三叉神经、头颈淋巴结、腹腔神经丛、肝反射区(图3-5)。

【按摩手法】

(1)推压肺及支气管、肾、肾上腺、膀胱、大脑、小脑、三叉神经、头颈淋巴结反射区,各推压50~100次,力度以有胀痛感为宜。

(2)刮压脑垂体、肝、输尿管、腹腔神经丛反射区,各刮

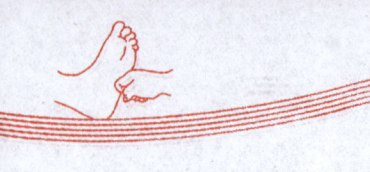

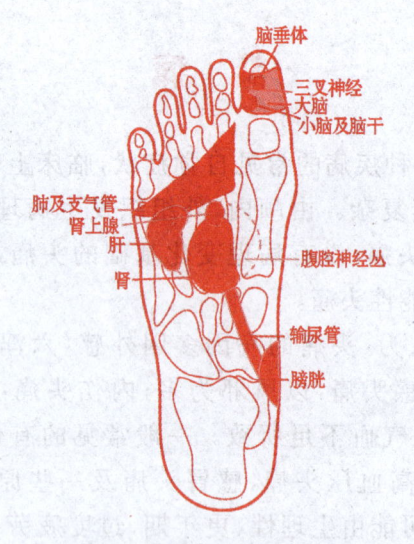

图 3-5 头痛足部反射区

压 50 次，力度适中，速度平缓，以每分钟 30～50 次为宜。

【生活保健】

(1) 忌食烟、酒、咖啡、巧克力、辛辣等热性、兴奋性食品。

(2) 饮食宜清淡，多食水果、蔬菜。

(3) 日常生活或工作环境要安静，室内光线要柔和。

(4) 对一些病因明确疾病引起的头痛，应先控制病情以缓解疼痛。突然出现剧痛，兼有手足冰冷、呕吐，常常是脑血管意外的先兆表现，应马上去医院就诊检查。

失眠症

失眠症又称"不寐"，是以经常不易入睡，睡后易醒，或

三、常见病症足疗法

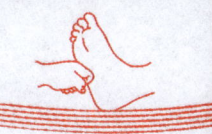

睡后多梦为主要特征。引起失眠的原因很多，如情绪激动、精神过度紧张、神经衰弱、过度的悲哀和焦虑、过度的兴奋、难以解决的困扰、意外的打击等，使大脑皮质兴奋与抑制失调，导致难以入睡而产生失眠。

中医学认为，无论何种原因导致的失眠，其主要的病理机制都是心、脾、肝、肾功能失调。采用足部按摩防治失眠安全有效，主要是通过刺激相应穴位来调整各脏腑功能。本病多为慢性过程，故需要较长时间的治疗才能取得满意的疗效。

【临床表现】 患者不易入睡，或睡中多梦，易醒，醒后再难入睡，或兼心悸、心慌、神疲、乏力、口淡无味，或食后腹胀，不思饮食，面色萎黄，舌质淡，脉象缓弱。

【反射区域】 肾上腺、小肠、肾、脾、心、输尿管、膀胱、腹腔神经丛、大肠、甲状旁腺、肝、胃、甲状腺、生殖腺、安眠点反射区(图3-6)。

【按摩手法】

(1)食指叩拳按揉心、肝、胃、肾、脾反射区50~100次，力度稍重，以有酸痛感为宜。

(2)点按腹腔神经丛、甲状腺、大肠、小肠、安眠点、甲状旁腺反射区10~30次，力度适中。

(3)刮压输尿管反射区处30~50次。

【生活保健】

(1)按摩时应嘱患者全身放松，意守丹田，消除心理压力，保持心情舒畅。

(2)睡前到户外散步一会儿，放松一下精神，上床前洗个淋浴，或用热水泡脚20~40分钟，清除环境噪声干扰，然

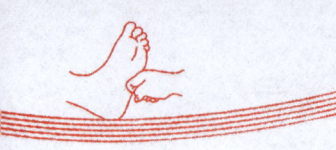

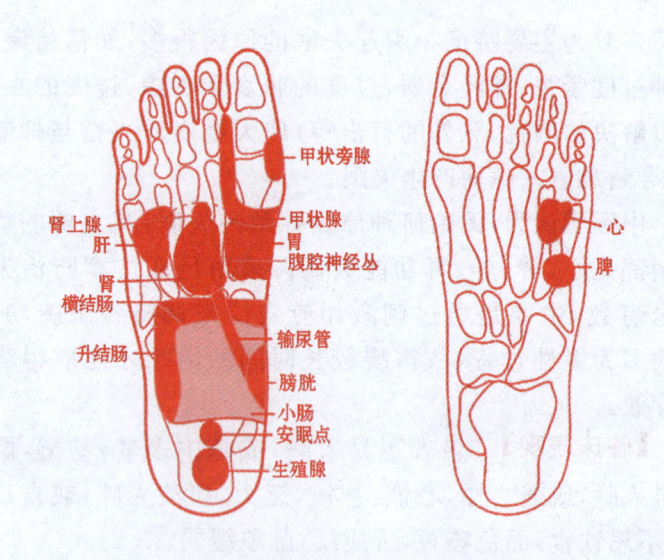

图 3-6　失眠症足部反射区

后就寝。

(3) 适当加强体育锻炼,辅以精神治疗。

(4) 睡前也可聆听柔和而有节律的音响,引导入睡。

(5) 如果是因疲劳引起的失眠,不妨食用苹果、香蕉、橘、橙、梨等一类水果。因为,这类水果的芳香味,对神经系统有镇静作用;水果中的糖分,能使大脑皮质抑制而易进入睡眠状态。

神经衰弱

神经衰弱是一种常见的神经病症,是由于大脑神经活动长期处于紧张状态,导致大脑兴奋与抑制功能失调而产

三 常见病症足疗法

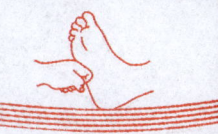

生的一组以精神易兴奋，脑力易疲劳，情绪不稳定等症状为特点的神经功能性障碍。患者多见于中青年人，以脑力劳动者居多。

与神经衰弱发病有关的精神因素，包括工作和学习过度紧张、忙乱，休息和睡眠长期无规律，思想矛盾持久不能解决，以及伴随这些因素的思想负担和不愉快情绪。躯体有消耗性疾病时也会增加神经衰弱发生的倾向。足部按摩对本病有一定的疗效。

【临床表现】 多数患者体质较弱，面色萎黄，唇舌色淡，精神困倦，自觉躯体易疲劳，失眠，多梦，情绪不稳，烦躁易怒，倦怠无力，头昏脑涨，记忆力减退，食欲缺乏，消化不良，便秘或腹泻，注意力不集中，头痛，头晕，工作紧张时可昏倒等。男性患者常伴有性欲减退，遗精、阳痿及早泄；女性患者有月经不调、性功能减退等症状。

【有效反射区】 脑垂体、大脑、脑干及小脑、颈项、三叉神经、甲状腺、腹腔神经丛、心、脾、肾、耳、肾上腺、上身淋巴结、下身淋巴结、内耳迷路等反射区（图3-7）。

【按摩手法】

（1）推压大脑、脑干及小脑、三叉神经、腹腔神经丛、颈项、耳、甲状腺、胃各反射区，各50～100次，力度稍重，以有酸胀感为宜。

（2）按揉肾、肾上腺、心、脾、脑垂体反射区各50～100次。

（3）单食指刮压内耳迷路反射区50次。

（4）双指捏按上身淋巴结、下身淋巴结反射区各按30～50次。

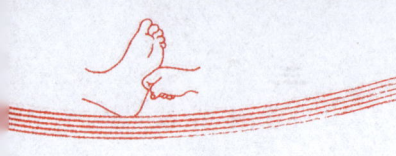

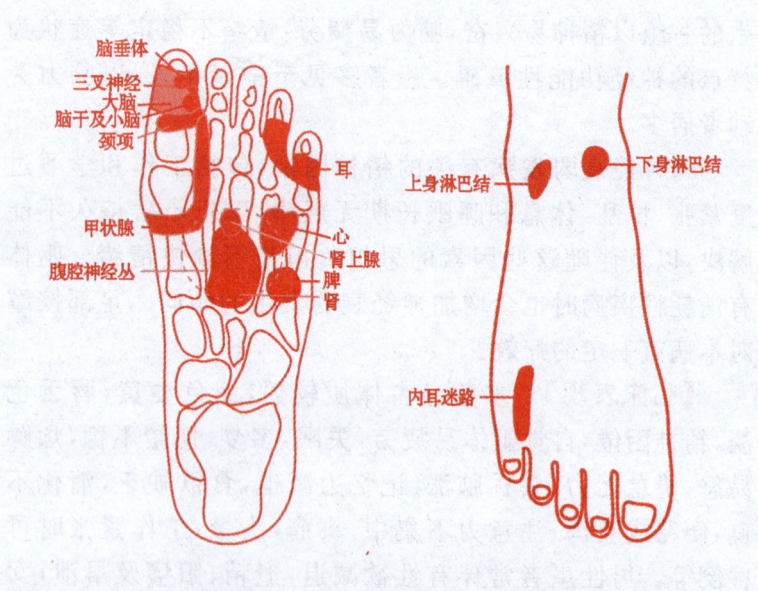

图 3-7 神经衰弱足部反射区

【生活保健】

(1) 注意调整情绪,保持心情愉快。

(2) 加强体育锻炼,多参加有益的社会活动。

(3) 忌食甜食,甜食是让神经系统兴奋的食物,食用后会增加大脑兴奋度,加重病情。

眩晕症

眩晕是人体对空间的定向感觉障碍或平衡感觉障碍。发作时的特征是常常会感到天旋地转的晕,甚至出现恶心、呕吐、冒冷汗等自主神经失调的症状。最常见的是梅尼埃

三 常见病症足疗法

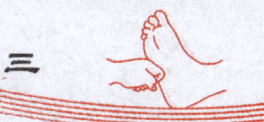

病、贫血、高血压、动脉硬化、颈椎病、神经官能症等。足部按摩对本病有一定的疗效。

【临床表现】 眩晕的常见症状是以反复发作性眩晕,两目昏黑,甚至昏眩欲仆,如坐车船中,耳聋、耳鸣、耳闷为主要症状,可伴有复听、恶心、呕吐、出冷汗、面色苍白、四肢冰凉等症状。

【有效反射区】 脑干及小脑、大脑、颈项、脑垂体、耳、眼、肾、肾上腺、甲状腺、肝、肺、脾、输尿管、膀胱反射区(图3-8)。

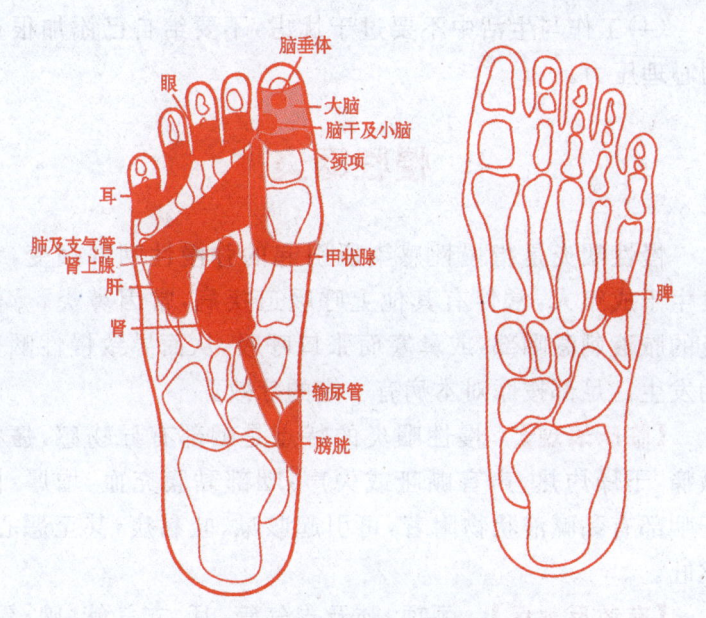

图3-8 眩晕症足部反射区

【按摩手法】
(1)叩拳推压脑垂体、大脑、脑干及小脑、甲状腺、颈项、眼、耳反射区各30～50次,力度适中。

(2)点按肺、肝、肾、肾上腺、输尿管、膀胱、脾反射区各10～20次,用力适中,以局部酸痛为宜。

【生活保健】

(1)保持良好的心态与愉悦乐观的心情,避免劳累过度。

(2)在饮食方面,应多吃清淡的食物,少吃高脂肪、含盐量过高、甜食或非常油腻的食物,戒烟少酒。

(3)进行适度体育锻炼,多参加一些简单的娱乐活动,以此转移注意力。

(4)工作与生活中不要过于忧虑,不要给自己添加很重的心理压力。

慢性咽炎

慢性咽炎是指慢性感染所引起的弥漫性咽部病变,多发生于成年人,常伴有其他上呼吸道疾病,常因鼻炎、鼻窦炎的脓液刺激咽部,或鼻塞而张口呼吸,从而导致慢性咽炎的发生。足部按摩对本病有一定的疗效。

【临床表现】 慢性咽炎的特点是咽部有异物感,瘙痒微痛,干燥灼热,声音嘶哑或失声,咽部黏膜充血、增厚,由于咽部有黏腻液状物附着,可引起咳嗽、吐黏痰,甚至恶心、呕吐。

【有效反射区】 颈项、肺及支气管、耳、支气管、脾、胃、肾上腺、鼻反射区(图3-9)。

【按摩手法】

(1)捏指按揉脾、肾上腺反射区各按揉50次。

常见病症足疗法

鼻
颈项
耳
肺及支气管
胃
肾上腺
脾

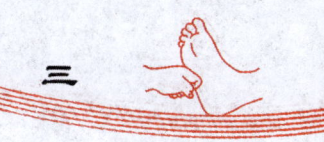

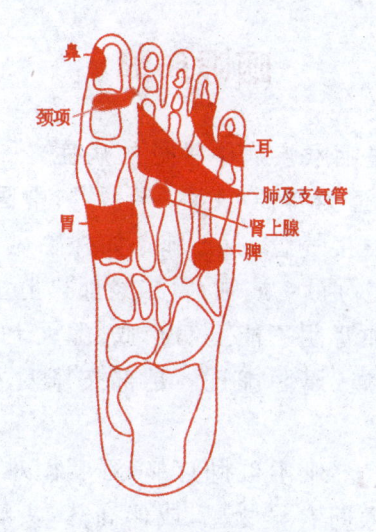

图 3-9 慢性咽炎足部反射区

（2）叩指推压肺及支气管、胃、鼻、颈项反射区各50～100次。

【生活保健】

（1）多参加体育锻炼，增强自身抵抗力，预防感冒等上呼吸道感染。

（2）少食辛辣食物，避免粉尘、烟雾、化学气体刺激咽部。

（3）尽量避免在污染的环境下长时间停留。

（4）多吃一些含维生素C的水果、蔬菜。

（5）养成良好的生活习惯，保持良好的心情及保证充足的睡眠。

（6）尽量不吸烟不喝酒，防止接触任何对咽部不利的刺激物。

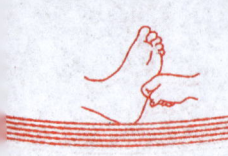

咽喉肿痛

咽喉肿痛是咽喉疾病中常见的病症之一，以咽喉部红肿疼痛、吞咽不适为特征，又称"喉痹"。中医学认为，咽接食管，通于胃；喉接气管，通于肺。如外感风热之邪熏灼肺系，或因过食辛辣煎炒，或肺、胃二经郁热上壅，而致咽喉肿痛，属实热证；如肾阴不能上润咽喉，虚火上炎，灼于咽喉，亦可致咽喉肿痛，属阴虚证。足部按摩对本病有一定的疗效。

【临床表现】 咽喉红肿疼痛，吞咽困难，咳嗽，声音嘶哑，痰多黏稠，喉间有异物感；或伴高热，头痛，口臭，便秘，尿黄；或咽喉疼痛较轻，咽干咽痒，口干舌燥，伴颊赤唇红，手足心热。

【有效反射区】 耳、肾、输尿管、横结肠、降结肠、直肠、膀胱等反射区（图 3-10）。

【按摩手法】

(1) 按揉耳反射区 100 次。

(2) 上推升结肠，横压横结肠、乙状结肠，下推降结肠，横推乙状结肠各反射区 50～100 次。

(3) 按压肾、输尿管、膀胱反射区各 30～50 次。

【生活保健】

(1) 加强体育锻炼，提高身体免疫力，增强体质，避免受风寒引起上呼吸道感染。

(2) 不要过分疲劳，注意随着气候变化及时增减衣物。

(3) 不宜吸烟、饮酒及进食辛辣等刺激性的食物。

三 常见病症足疗法

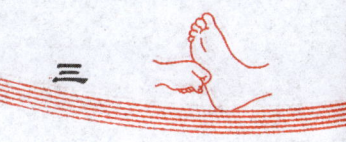

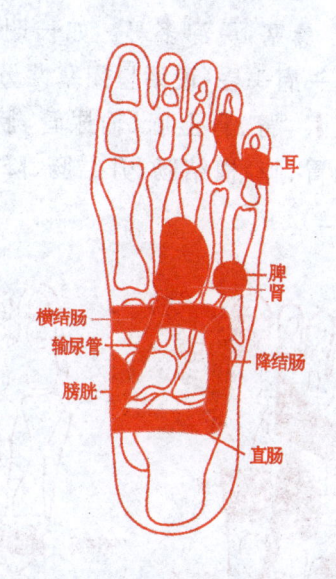

图 3-10 咽喉肿痛足部反射区

（4）多注意休息，多饮水，保持心情舒畅，避免着急上火。

慢性鼻炎

慢性鼻炎是一种常见的鼻腔和黏膜下层的慢性炎症。空气中的有害物质进入体内产生抗原抗体反应和抗组胺类物质，刺激鼻黏膜使之发生异常或病变。通常包括慢性单纯性鼻炎和慢性肥厚性鼻炎，后者多由前者发展而来。本病的发病原因很多，但主要是由急性鼻炎反复发作或治疗不彻底转化而来，长期吸入污染的空气也是致病原因。

慢性鼻炎用药物治疗很难治愈，但如果每天坚持足部按摩，很快就能见到疗效。

【临床表现】 鼻塞,鼻涕多等。如长期鼻塞,可能造成间歇性嗅觉减退,头痛头昏,说话呈闭塞性鼻音等症状。

【有效反射区】 肾、肾上腺、输尿管、膀胱、鼻、肺及气管、脑垂体、大脑、胃、脾、横结肠、升结肠、降结肠、直肠反射区(图 3-11)。

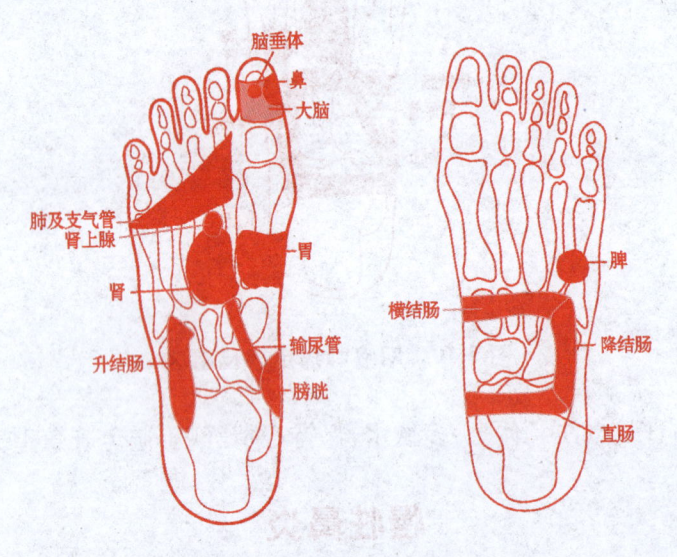

图 3-11 鼻炎足部反射区

【按摩手法】

(1)按压肾、肾上腺、输尿管、膀胱反射区 3～4 次,力度适中。

(2)向下推按脾反射区,按摩 3～5 分钟。

(3)向上推按肺、胃及气管反射区,按摩 3～5 分钟。

(4)大肠反射区用顺肠按压法,升结肠用上推法,直肠、横结肠用横推法,降结肠用下划法,各按摩 5～10 分钟。

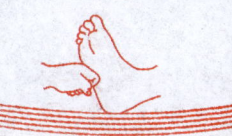

(5) 点按大脑和鼻反射区 3～5 分钟。

(6) 再按压足部基本反射区肾、肾上腺、输尿管、膀胱 3～4 次。

【生活保健】

(1) 鼻炎大多是由感冒引起的,要加强体育锻炼,增强抵抗力。

(2) 避免过度疲劳、睡眠不足或受凉,戒掉吸烟、饮酒等不良习惯,因为这样会加重鼻炎症状。

(3) 及时更换干净的床单、被罩,防止螨虫及分泌物诱发过敏性鼻炎。

(4) 保持室内空气的湿度,或是使用空气过滤器,不要让鼻子太干燥。

三叉神经痛

三叉神经痛是一种顽固难治之症,多见于中、老年人,40 岁以上者占 70%～80%,女性居多。本病中医称为"面痛"。由于阳明经受风寒、风毒传入而凝滞不行,故引发面痛;由于情感内伤,郁而化火,肝火上扰所致;或气血瘀滞,阻塞经络,不通则痛。进行足部按摩,可减少疼痛发作的次数,甚至获得康复。

【临床表现】 三叉神经分布区域内出现阵发性、反复发作的剧烈疼痛,疼痛发生急骤、剧烈,间歇期长短不定,短者仅数秒,长者数小时。大多数情况下活动时易诱发,如咀嚼、刷牙、洗脸、说话、打喷嚏、转头等都可引发。多为单侧面痛。

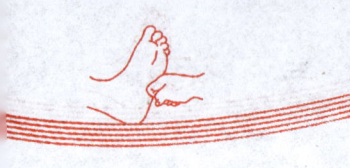

【有效反射区】 三叉神经、大脑、脑干及小脑、眼、鼻、口、耳、肺及支气管、肾、输尿管、膀胱等反射区(图3-12)。

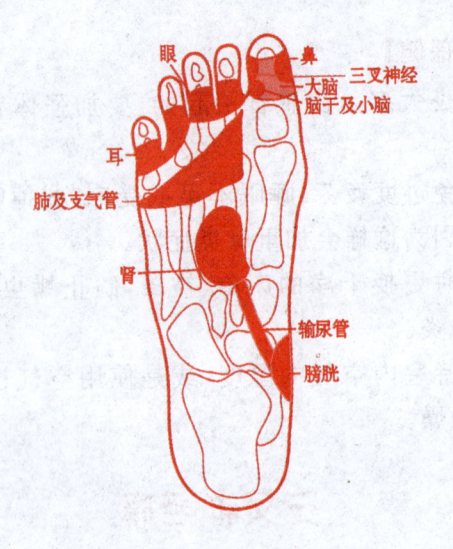

图 3-12 三叉神经痛足部反射区

【按摩手法】

(1)单指叩拳法点按三叉神经、眼、鼻、口、耳反射区各50～100次,力度以有疼痛感为度。

(2)按揉大脑、脑干及小脑、肾、膀胱反射区各30～50次。

(3)推压输尿管、肺反射区各30～50次。

【生活保健】

(1)患者要注意休息,保持乐观情绪,避免精神紧张。

(2)不可食刺激性食物及海鲜等发物,忌烟酒。

常见病症足疗法

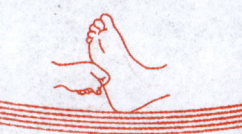

牙 痛

牙痛为口腔疾病中常见的症状之一。牙齿遇冷、热、酸、甜等刺激时牙痛发作或加重。引发牙痛的原因很多,如蛀牙引起的牙髓炎等。

中医学认为,肾主骨,齿为骨之余,肾阴不足,虚火上炎也可引起牙痛。足部按摩或可减轻牙痛症状。

【临床表现】 牙龈红肿、松软、容易出血、疼痛反复发作,牙龈发痒、口臭,遇冷热刺激疼痛加剧,面颊肿胀等。

【有效反射区】 肾、输尿管、膀胱、上颌、下颌反射区(图3-13)。

【按摩手法】
(1)按压肾、输尿管、膀胱3～4次,力度适中。
(2)横压上颌、下颌反射区3～5分钟。
(3)双足分别向内、向外旋转60圈,交替进行。

【生活保健】
(1)发现蛀牙应及时治疗。
(2)注意口腔卫生,养成早晚刷牙,饭后漱口的良好习惯。
(3)睡前不宜吃糖、饼干等淀粉之类的食物。
(4)勿吃过硬的食物,少吃过酸、过甜、过冷、过热的食物。

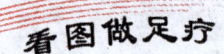

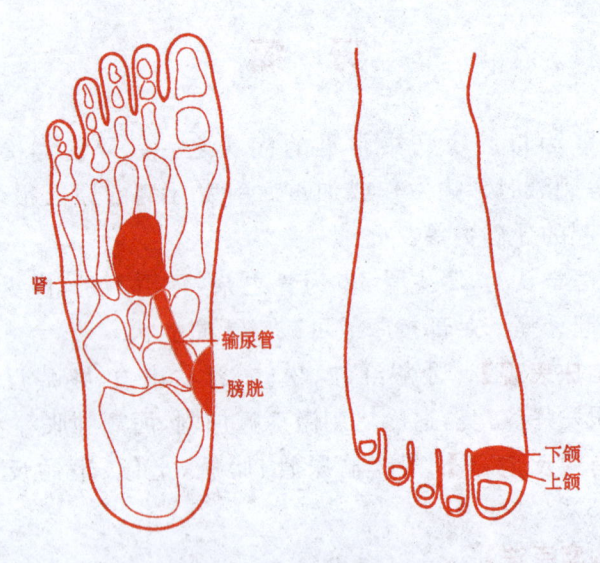

图 3-13 牙痛足部反射区

高血压

高血压主要是由于高级神经中枢调节血压功能紊乱所引起的,以动脉血压持续升高为主要表现的一种慢性疾病,常引起心、脑、肾等重要器官的病变。

中医学认为,引起血压升高的原因是情志抑郁,愤而忧思,以致肝气郁结,化火伤阴;或饮食失节、饥饱失宜、脾胃受伤、痰浊内生;或年迈体衰、肝肾阴阳失调等。高血压分原发性和继发性两种。原发性高血压称为高血压病,是以血压升高为主要临床表现的一种疾病,多因肝肾阴虚、肝阳上亢所致。继发性高血压是指在某些疾病中并发血压升

三 常见病症足疗法

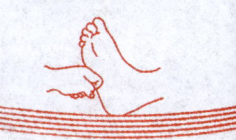

高,又称症状性高血压,是肾脏病、糖尿病、内分泌疾病、颅内病变等所引起的一种症状。足部按摩对高血压有较好的疗效。

【临床表现】 早期可无明显症状,随着病情的发展,可出现头痛、头晕、耳鸣、眼花、烦闷、失眠、记忆力减退、乏力、四肢麻木、颈项强痛等,晚期常可并发心脑血管及肾脏疾病。

【有效反射区】 大脑、脑垂体、颈项、肾、肾上腺、输尿管、膀胱、肝、肺及支气管、腹腔神经丛、心、血压点反射区(图3-14)。

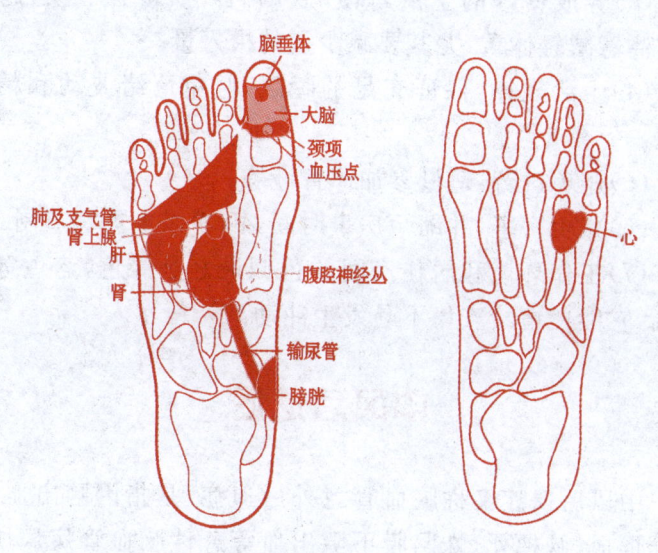

图3-14 高血压足部反射区

【按摩手法】

(1)单指叩拳按揉肾上腺、肾、膀胱、肝、颈项、心、大脑反射区各50~100次。

（2）单指叩拳由下向上推压输尿管反射区，肺及支气管反射区由内向外推压各50～100次，力度适中。

（3）点按血压点、脑垂体各50次，力度以酸痛为宜。

（4）双指叩掌刮压腹腔神经丛反射区50～100次。

【生活保健】

（1）勿盲目降血压，须找出病因，对症治疗。

（2）如果已被医生诊断为高血压病，应按医嘱吃药，不可随便停药。

（3）养成良好的生活习惯，戒烟酒。饮食宜清淡，超重者应注意减轻体重，尤其要减少盐的摄入量。

（4）生活规律，保证充足的睡眠，避免情绪波动和精神刺激。

（5）避免过劳，适量参加体育锻炼。

（6）减少房事，并缩短房事时间，40岁以上更宜节制。

（7）工作环境和居住房间的色调最好是绿色、蓝色等冷色调，它能使情绪安稳不易发生冲动。

中风后遗症

中风后遗症又称脑血管意外后遗症，是指因脑出血、脑血栓形成、脑梗死、蛛网膜下隙出血等急性脑血管疾病所致的肢体瘫痪和运动功能丧失。多发生于50岁以后，男性略多于女性。本症在发病后6个月内恢复较快，一般下肢恢复早于上肢，近端恢复好于远端。如经过6个月至2年，则恢复极其缓慢，并常见患肢营养障碍、挛缩、感觉迟钝麻木等。足部按摩对本病有一定的疗效。

三 常见病症足疗法

【临床表现】 主要有偏瘫（半身不遂）、半侧肢体障碍、肢体麻木、偏盲、失语，或者交叉性瘫痪、交叉性感觉障碍、外眼肌麻痹、眼球震颤、构语困难、语言障碍、记忆力下降、口眼歪斜、吞咽困难、呛食呛水、共济失调、头晕头痛等症状。

【有效反射区】 肾、输尿管、膀胱、额窦、脑垂体、心、肺及支气管、胃、升结肠、降结肠、横结肠、甲状腺反射区（图 3-15）。

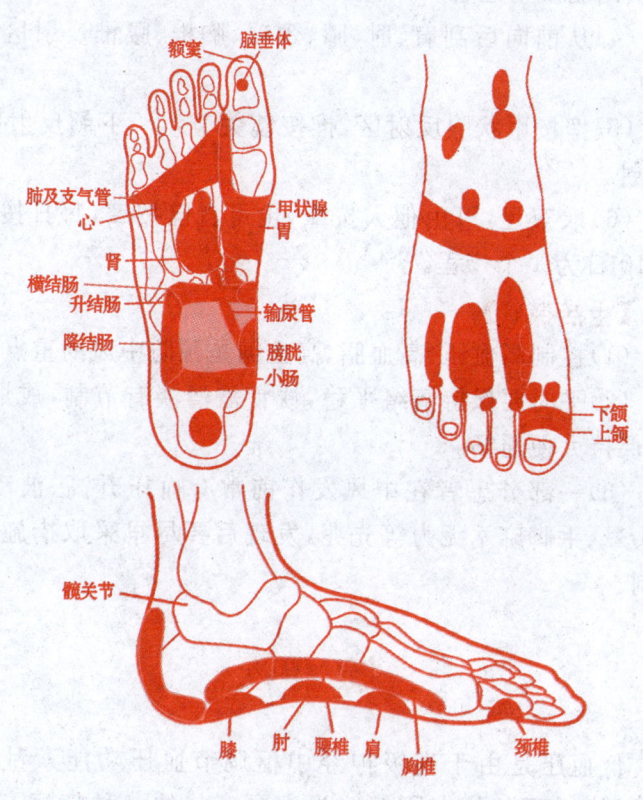

图 3-15 中风后遗症足部反射区

【按摩手法】

（1）点按肾反射区。

（2）从足趾向足跟方向推按输尿管反射区，点按膀胱反射区各2分钟。

（3）刮额窦、脑垂体、心、肺及支气管、胃、升结肠、降结肠、横结肠反射区各2分钟。

（4）从前向后刮肩、肘、膝、颈项、胸椎、腰椎反射区各1分钟。

（5）捏按甲状腺反射区，推按髋关节，上、下颌反射区各1分钟。

（6）取双足，可由他人按摩，也可自己按摩，每日按摩2次，10日为1个疗程。

【生活保健】

（1）控制高血压、高血脂、高血糖是预防中风的重点。

（2）平时要保持情绪平稳，饮食需清淡有节制，戒烟，戒酒，保持大便通畅。

（3）一部分患者在中风发作前常有血压升高、波动，头痛头晕、手脚麻木无力等先兆，发现后要尽早采取措施加以控制。

低血压

低血压是由于高级神经中枢调节血压功能紊乱所引起，以体循环动脉血压偏低为主要症状的一种疾病。一般以成年人上臂肱动脉血压低于90/60毫米汞柱，老年人低于100/70毫米汞柱作为标准。

三、常见病症足疗法

低血压的发生与肾精不足、心脾两虚、气血不足及痰阻气机有关。低血压分为急性和慢性两大类。急性低血压表现为血压由正常或较高水平突然明显下降；慢性低血压有体质性低血压、体位性低血压、内分泌功能紊乱所致的低血压等。足部按摩对本病有一定疗效。

【临床表现】 典型症状有头晕、头痛、耳鸣、失眠、心悸、消瘦、面色苍白、两眼发黑、站立不稳、全身乏力、食欲缺乏、手足冰凉等。

【有效反射区】 大脑、甲状腺、肺及支气管、肾上腺、肾、输尿管、膀胱反射区（图3-16）。

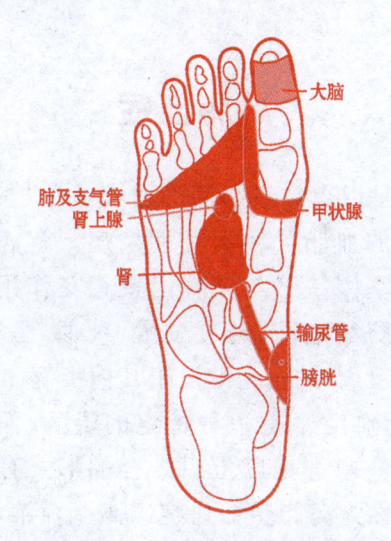

图3-16 低血压足部反射区

【按摩手法】
（1）单食指叩拳法按揉膀胱、肾上腺、肾反射区各50～

100次。

(2)单食指叩拳法推压大脑、甲状腺、肺及支气管、输尿管反射区各50～100次。

【生活保健】

(1)患者生活要有规律性,加强营养,戒烟酒。

(2)保持良好的精神状态,适当加强锻炼,提高身体素质,改善神经、血管的调节功能,加速血液循环。

(3)每日清晨可喝些淡盐开水,或吃稍咸的饮食以增加饮水量。

(4)每餐不宜吃得过饱,因为太饱会使回流心脏的血液相对减少。

高脂血症

高脂血症是以单纯高胆固醇血症或单纯高三酰甘油血症或两者兼见的血脂代谢紊乱性疾病。就病因而言,有的是由多个遗传基因缺陷与环境因素相互作用所致;有的是由饮食饱和脂肪酸过高、进食过量、吸烟、运动量少、肥胖、某些药物等引起;有的则是继发于其他疾病。

所以,高脂血症不是一种特定的疾病,而是一组疾病。由于血脂在血液中都是以蛋白结合的形式存在,所以又有人将高脂血症称为高脂蛋白血症。高脂血症与动脉粥样硬化、心脑血管病、糖尿病、脂肪肝、肾病等疾病有着密切关系,是形成冠心病的主要危险因素之一。足部按摩对高脂血症有一定的疗效。

【临床表现】 在通常情况下,多数患者并无明显症状和异常体征。不少人是由于其他原因进行血液生化检验时才发现有血浆脂蛋白水平升高。

【有效反射区】 大脑、脑垂体、甲状腺、胰、小肠、肝、胆、肾等反射区(图3-17)。

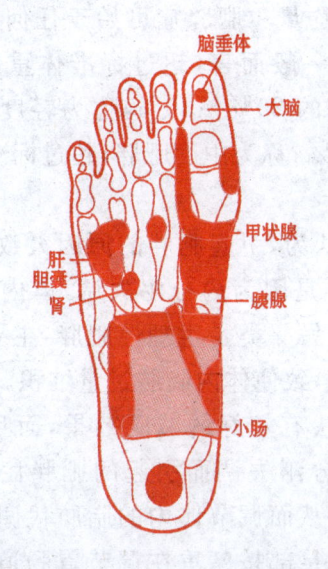

图 3-17 高脂血症足部反射区

【按摩手法】

(1)食指扣拳在大脑、胰、小脑、甲状腺反射区处推压50～100次。

(2)在肝、胆、肾、脑垂体处按揉30～50次。

【生活保健】

(1)加强运动,坚持锻炼身体。

(2)多吃蔬菜、水果,减少动物性脂肪的摄入,多吃香菇、番茄、苹果、玉米等降脂食物。

肥胖症

肥胖症是一种慢性病，是指人体内脂肪堆积过多，明显超过正常人的平均量。肥胖症可始于任何年龄，但以40～50岁女性多见。一般而言，超过标准体重的10%，称为过重；超过标准体重的20%～30%，称为轻度肥胖；超过标准体重的30%～50%，称为中度肥胖；超过标准体重超过50%由为重度肥胖。

目前医学界认为，引起肥胖的原因大致有两类：一类是病理性肥胖，主要是因为内分泌失调，体内脂肪代谢障碍，脂肪积而不"化"；另一类是生理性肥胖，主要是因为饮食失控，营养摄入失衡，致使体内脂肪过量堆积。

足部按摩疗法有较好的减肥效果，而且不会产生不良反应。对于因内分泌失调而引起的肥胖症，足部按摩重在调节内分泌功能，从而调节体内的脂肪代谢；对于因摄食过多引起的肥胖症，足部按摩重在调节胃肠道的功能，减少食物的摄入，从而减少脂肪的堆积。

【临床表现】 由于患者肥胖程度不同，表现亦各异，轻度肥胖者一般无任何症状，中度和重度肥胖者有行动缓慢、易感疲劳、气促、负重关节酸痛或易出现退行性病变。男性可有阳痿，女性可有月经量减少、闭经，常有腰酸，关节疼痛等症状。并易伴高血压、冠状动脉粥样硬化性心脏病、痛风、动脉硬化、糖尿病、胆石症等。

【有效反射区】 脑垂体、甲状腺、肾上腺、肾、输尿管、膀胱、十二指肠、胃、肺及支气管、小肠、生殖腺反射区（图3-18）。

常见病症足疗法

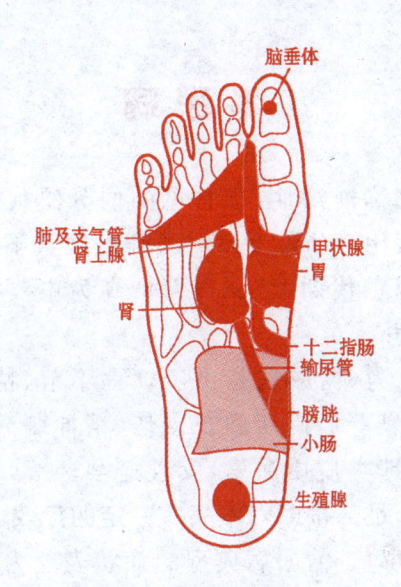

图 3-18　肥胖症足部反射区

【按摩手法】

（1）胃、肾、膀胱、生殖腺、肾上腺、垂体反射区用食指叩拳法，各点按 50~100 次，力度稍重，以有胀痛感为宜。

（2）输尿管、肺及支气管、十二指肠、小肠、甲状腺反射区用拇指推压法，各 30~50 次，力度稍重，以有气感为宜。

【生活保健】

（1）在进行足部按摩时，按摩手法应以强刺激为主。

（2）要注意饮食方面的调节，进食时速度要减慢。

（3）多参加适当的体力活动和适合自身的体育锻炼。

（4）改正不良的饮食及生活习惯。

糖尿病

糖尿病又称消渴症,是常见的内分泌代谢病之一。是一种由胰岛素相对分泌不足或胰高血糖素不适当地分泌过多而引起的以糖代谢紊乱、血糖增高为主要特征的全身慢性代谢性疾病。

中医学认为,糖尿病是由于饮食不节、情志不调、恣性纵欲、热病火燥等原因所致。创伤、精神刺激、多次妊娠及某些药物(如糖类皮质激素、女性避孕药等)是诱发或加重此病的因素。足部按摩对本病有一定的疗效。

【临床表现】 糖尿病典型的症状表现为多饮、多食、多尿,疲乏、消瘦、失水,严重时可并发酮症酸中毒、昏迷等症状。

【有效反射区】 肺及支气管、肾、脑垂体、胰、肾上腺、腹腔神经丛、甲状腺、输尿管、胃、十二指肠、大肠、小肠等反射区(图3-19)。

【按摩手法】

(1)单指叩拳法推压肾上腺、肺及支气管、甲状腺、输尿管、膀胱、各肠反射区各50~100次,以有酸胀感为宜。

(2)单指叩拳法点按胰、胃、脑垂体、肾、腹腔神经丛反射区各50~100次,以稍有疼痛感为宜。

【生活保健】

(1)糖尿病患者要坚持有规律的生活习惯,适当参加体育锻炼,但不得过劳。

(2)饮食应清淡,多吃新鲜蔬菜、水果,控制糖的摄入,

常见病症足疗法

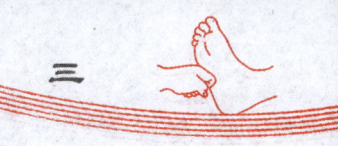

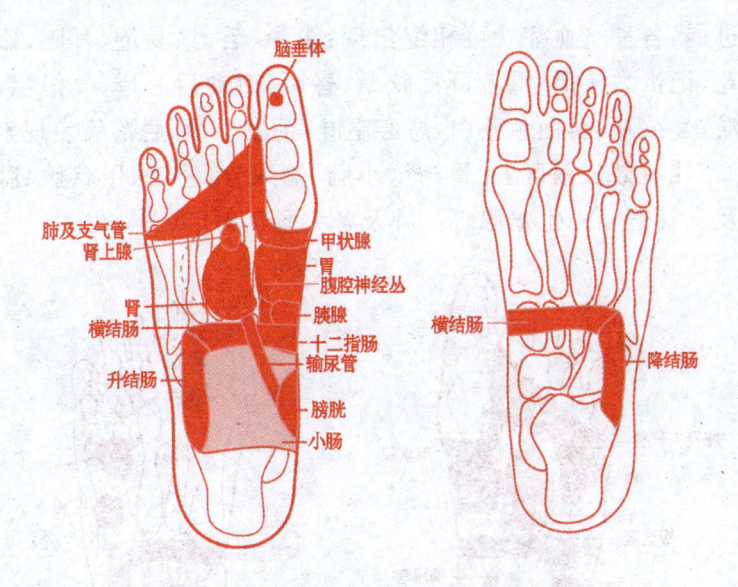

图 3-19　糖尿病足部反射区

忌食肥甘厚味。

（3）避免精神紧张，保持皮肤清洁，预防各种感染。

（4）随时注意自己的体重；要戒烟，因吸烟会加重病情。

贫　血

贫血是指循环血液单位容积为血红蛋白量、红细胞数和血细胞比容低于正常值的病理状态。形成贫血的主要原因为造血功能不良、溶血性贫血、急慢性失血。足部按摩对本病有一定的疗效。

【临床表现】　贫血初期无明显临床表现，随着病情的

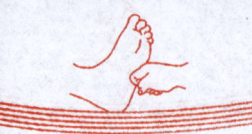

进展,各种贫血症状可相继出现:头晕、乏力、易倦、耳鸣、眼花、记忆力减退,重者可见眩晕、昏厥、活动后心悸、气短、舌淡、食欲缺乏,面色苍白,恶心呕吐,毛发干燥、脱落等表现。

【有效反射区】 胃、肾、小肠、输尿管、膀胱、甲状腺、肺及支气管、心、生殖腺、肝、脾及各大肠反射区(图3-20)。

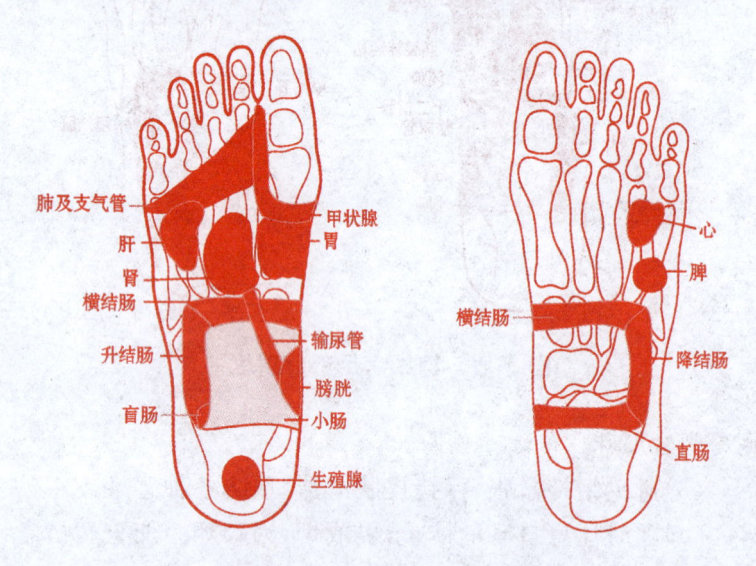

图3-20 贫血症足部反射区

【按摩手法】

(1)点按肾、胃、心、肝、脾、小肠、膀胱等反射区各50~100次,力度以局部酸痛为宜。

(2)由上向下推压输尿管反射区,由下向上推压甲状腺反射区,由内向外推压肺反射区各50~100次,力度宜适中。

(3)生殖腺及各大肠反射区各推按30~50次,力度宜轻缓。

三 常见病症足疗法

【生活保健】

(1)患者应加强营养,多吃一些含铁及蛋白质较多的食物,如绿色蔬菜、精瘦肉、大豆、动物肝等。

(2)忌食辛辣、生冷不易消化的食物,严禁暴饮暴食。

(3)生活要规律,注意身体保暖。

(4)劳逸结合,进行适当的体育活动。

冠心病

冠心病是冠状动脉粥样硬化性心脏病的简称,是老年人最常见的心血管疾病之一。高血压、高血脂、内分泌疾病或生气、劳累、紧张、失眠、过饥过饱、气候变化等,均可诱发本病。足部按摩对本病有一定的疗效。

【临床表现】 轻者可无心肌缺血症状,多在体检时偶然发现;严重者可出现典型的心绞痛,甚至心肌梗死。

【有效反射区】 肾、腹腔神经丛、输尿管、膀胱、胃、十二指肠、脾、胸、胸部淋巴结反射区(图3-21)。

【按摩手法】

(1)点按肾。

(2)点刮腹腔神经丛,并从足趾向足跟方向推按输尿管反射区各2分钟。

(3)点按膀胱反射区2分钟。

(4)推胃、十二指肠、脾反射区各1分钟。

(5)由轻到重推按心反射区2分钟。

(6)推按胸,刮胸部淋巴结反射区各1分钟。

(7)每日按摩双足2次。可由他人按摩,也可自己按摩,

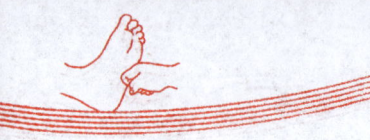

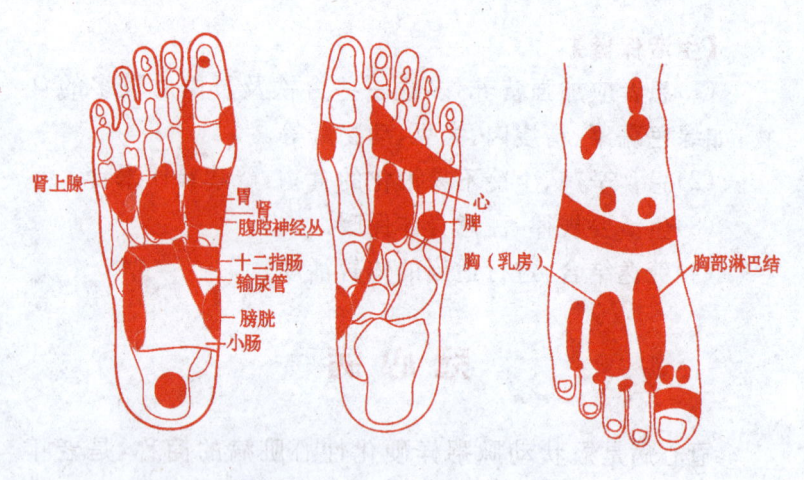

图 3-21　冠心病足部反射区

10 日为 1 个疗程。

【生活保健】

（1）保持心情舒畅,避免过度紧张、激动、生气等。

（2）饮食要清淡,少吃油腻及刺激性食物。

（3）戒烟限酒。

（4）适当进行诸如太极拳、八段锦、五禽戏类的体育锻炼。

心绞痛

心绞痛是心肌急剧、暂时的缺血缺氧所引起的临床症状,是由于冠状动脉供血不足所致,是中老年人常见的心血管疾病之一。其症状多是胸骨后心前区突然出现持续性疼痛、憋闷感,疼痛常放射到左肩。足部按摩对本病有一定的疗效。

三 常见病症足疗法

【临床表现】 心绞痛症状多表现为压榨性疼痛、闷胀性或窒息性疼痛、咽喉部有紧缩感，也有些患者仅有胸闷。严重者偶伴有濒死的恐惧感觉，往往迫使患者立即停止活动，伴有出冷汗。

【有效反射区】 肾、输尿管、膀胱、肾上腺、胃、心反射区（图 3-22）。

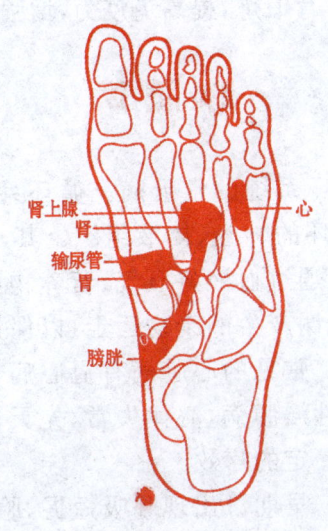

图 3-22 心绞痛足部反射区

【按摩手法】

（1）重点推按肾、输尿管、膀胱、肾上腺反射区，以出现酸胀感为度。

（2）按压胃反射区，使胃不再产生胀气经横膈膜压迫心脏。

（3）按压心脏反射区，力度宜适中。

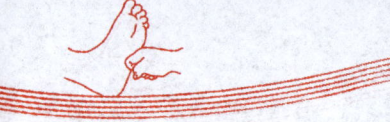

【注意事项】

（1）控制盐的摄入量,心绞痛的患者每天的盐摄入量控制在 6 克以下。

（2）少吃脂肪,减少热能的摄取。高脂饮食会增加血液的黏稠度,使血脂增高,高脂血症是心绞痛的重要诱发原因之一。

（3）适当的体育锻炼,提高免疫力,增强心脏功能。

心脏病

心脏病是循环系统的常见病。循环系统包括心脏、血管和调节血液循环的神经、体液组织。其功能是为机体组织器官运输血液,通过血液将氧气、营养物质和激素等供给组织,并将组织代谢产生的废物运走,以保证人体正常地进行新陈代谢活动。常见的心脏病有冠心病、心绞痛、心肌梗死、心肌炎、风湿性瓣膜病、心律失常、先天性心脏病等。足部按摩对本病有一定的疗效。

【临床表现】 早期可出现呼吸短促、脸色灰白、嘴唇发紫、耳鸣、心悸、气喘等。

【有效反射区】 心、肺及支气管、大脑、肾上腺、输尿管、膀胱反射区(图 3-23)。

【按摩手法】

（1）按揉肾上腺、输尿管、膀胱反射区各 50～100 次,力度适中。

（2）点按心、肺及支气管、大脑反射区各 50～100 次,以有酸胀感为度。

三 常见病症足疗法

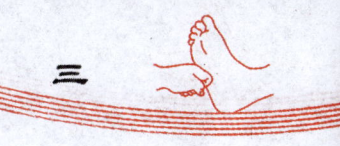

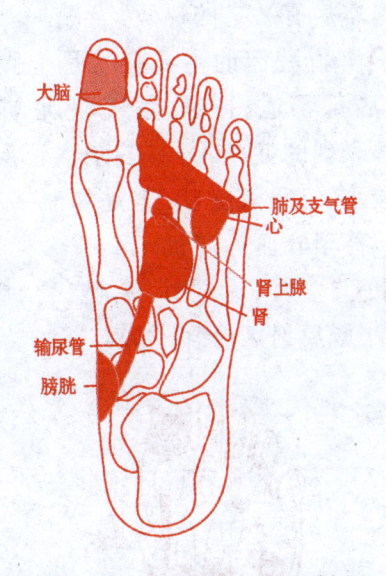

图 3-23 心脏病足部反射区

【生活保健】
(1) 保持心情舒畅，勿烦躁，焦虑。
(2) 宜食清淡的食物，忌食油炸、烧烤类食物。
(3) 适当进行体育锻炼，避免过度劳累。

胃脘痛

胃脘痛是以上腹部经常发生疼痛为主症的消化道病症，多见于急、慢性胃炎，胃、十二指肠溃疡，胃神经功能症。也见于胃黏膜脱垂、胃下垂、胰腺炎、胆囊炎及胆石症等病。

中医学认为，胃脘痛的病位在胃，与肝、脾两脏关系密切。气候寒冷、饮食不节、情志不调常是此类疾病的重要诱

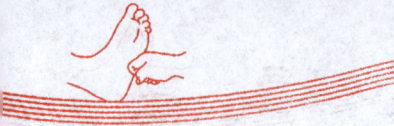

因。足部按摩对本病有一定的疗效。

【临床表现】　胃脘痛的主要症状是上腹痛,规律性不明显,进食后上腹部不适、打嗝、胀气、恶心、呕吐、腹泻、胸闷等。每种疾病表现的症状不同,若是食管疾病,常伴随胸闷、胃灼热、吐酸水、打嗝等症状;若是胃溃疡则伴随空腹疼痛、打嗝具酸味,甚至吐血等症状。

【有效反射区】　肾、输尿管、膀胱、胃、脾、肝、十二指肠、大脑、食管、小肠反射区(图3-24)。

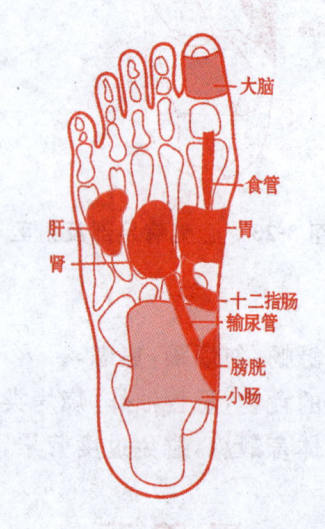

图3-24　胃脘痛足部反射区

【按摩手法】

(1)拇指揉压大脑、肝、胃、十二指肠、脾反射区各30～50次。

(2)食指刮压膀胱、输尿管、肾、食管、小肠反射区各

30～50次，力度适中。

【生活保健】

(1)首先要纠正不良的饮食习惯。饮食要有规律，少食多餐，忌食辛辣刺激性食物，戒烟酒。

(2)平时的饮食应供给富含维生素的食物，以利于保护胃黏膜和提高其防御能力，并促进局部病变的修复。

(3)保持心情舒畅，合理安排工作和休息，避免精神过度紧张和过度疲劳。

(4)不用或慎用对胃黏膜有刺激性的药物，如须服用，可在饭间或饭后服用。

腹　泻

腹泻是指排便次数明显超过平日习惯的频率，粪质稀薄，或含未消化食物，或含脓血、黏液。腹泻常伴有排便急迫感、肛门不适、失禁等症状。腹泻有两种原因，一是饮食不适所致，可称为外因腹泻；另一种是胃肠功能不正常所致，称之为内因腹泻。腹泻分急性和慢性两类。急性腹泻发病急剧，病程在2～3周；慢性腹泻指病程在两个月以上或间歇期在2～4周的复发性腹泻。足部按摩对本病有一定的疗效。

【临床表现】 可伴有恶心、呕吐、发热、腹痛、腹胀、黏液便、血便等症状。

【有效反射区】 肾上腺、肾、输尿管、膀胱、胃、脾、小肠（图3-25）。

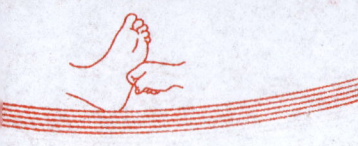

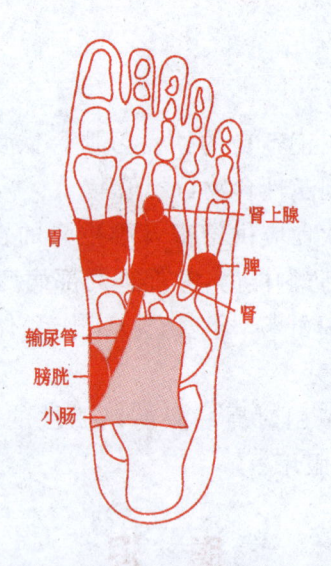

图 3-25 腹泻足部反射区

【按摩手法】

（1）着重按压肾、肾上腺、输尿管、膀胱反射区，以出现酸胀感为宜。

（2）按压胃、脾、小肠反射区，以稍有酸胀感为度。

【生活保健】

（1）发生腹泻时，一定要查清病因，对症下药。

（2）注意保暖，避免着凉。

（3）如是病毒引起的腹泻，要给患者吃些容易消化吸收的清淡食物，如面条、米粥等。

便 秘

人的大肠功能异常,易出现便秘,即排便不畅,滞留在肠内的有害物质被吸收后,会导致各种内脏疾病。便秘是由于大肠运动缓慢,水分被吸收过多,粪便干燥坚硬,滞留肠腔,艰涩难下,不易排出体外所致。引起便秘的原因有久坐少动,食物过于精细,缺少纤维素等原因。足部按摩对本病有一定的疗效。

【临床表现】 其主要症状表现为排便次数减少,或由于粪质干燥、坚硬难以排出,腹内有不适感。

【有效反射区】 肾、输尿管、膀胱、肛门、横结肠、升结肠、降结肠、直肠反射区(图3-26)。

【按摩手法】

(1)按压肾、输尿管、膀胱反射区3～4次。

(2)沿着大肠排泄物的方向从横结肠起,横向推按横结肠向下划至降结肠再下划至直肠、肛门,按摩5～15分钟。

【生活保健】

(1)每日至少喝8杯水,尤其在食用高纤维食品时,更应注意保证饮水。

(2)多吃新鲜蔬菜,增加饮食中纤维的摄取量,每天早上起来空腹喝温水冲的蜂蜜水,蜂蜜对肠道有润滑作用。

(3)多进行体育运动。应养成每天定时排便的习惯,以逐步恢复或重新建立排便反射。

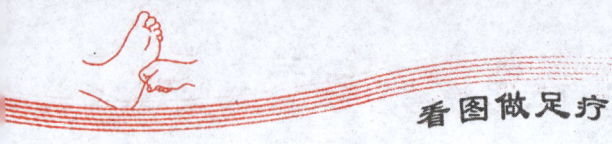

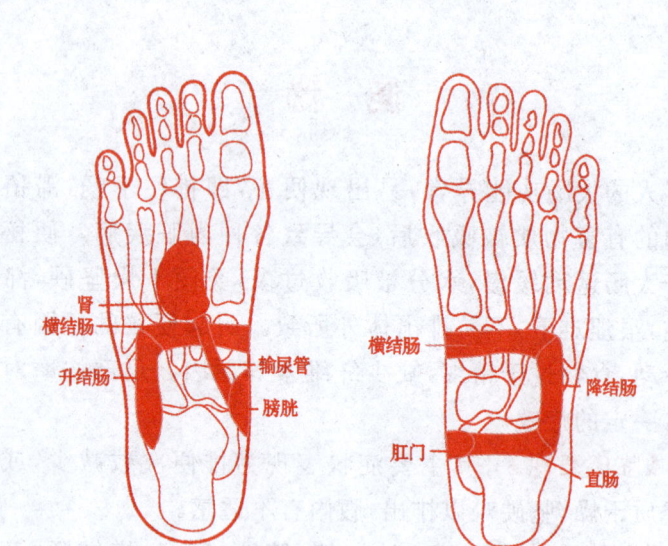

图 3-26　便秘足部反射区

痔　疮

痔疮是人体直肠末端黏膜下和肛管皮肤下静脉丛发生扩大和屈张所形成的柔软静脉团,称为痔,又名痔疮、痔核、痔疾等。医学所指痔疮包括内痔、外痔、混合痔。中医学认为,本病多因久坐、久立、负重远行或饮食失调、嗜食辛辣肥甘、泻痢日久、劳倦过度等导致气血运行不畅,络脉瘀阻,蕴生湿热而引发。足部按摩对本病有一定的疗效。

【临床表现】　常见症状表现为便后无痛性出血,大便时出现肛周疼痛现象;痔核可出现肿胀、疼痛、瘙痒、出血,随着病情的加重,排便时可脱出肛门,重者在咳嗽、压腹、用

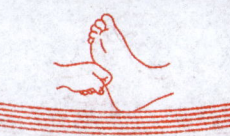

力下蹲时即可脱出。

【有效反射区】 肛门、直肠、小肠、甲状旁腺、腹腔神经丛、下身淋巴结、内尾骨反射区(图3-27)。

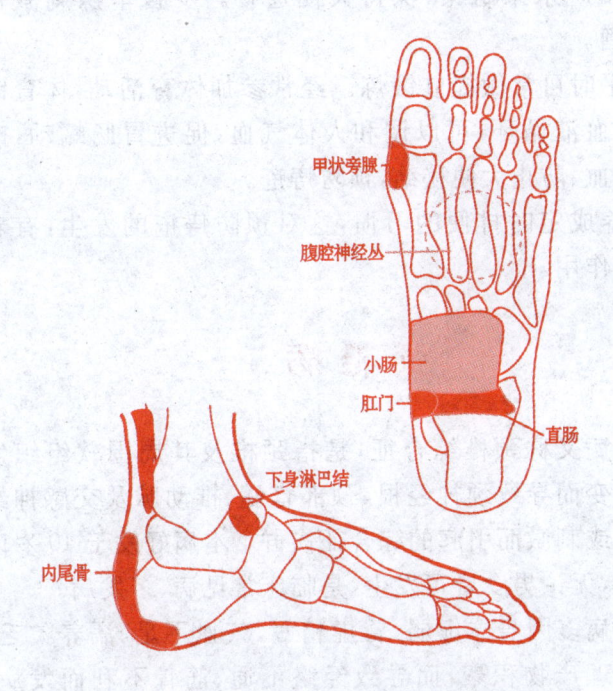

图3-27 痔疮足部反射区

【按摩手法】

(1)推压腹腔神经丛、小肠、直肠、内尾骨反射区各50~100次。

(2)点按直肠、肛门、下身淋巴结反射区各50~100次,以出现酸胀感为度。

(3)按揉甲状旁腺反射区30~50次。

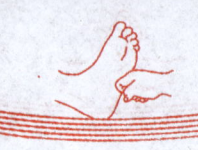

【生活保健】
(1)避免劳累及久站负重。
(2)多吃水果蔬菜,保持大便通畅。少食辛辣刺激食物,戒烟酒。
(3)平时可常做提肛锻炼。经常参加体育活动,体育锻炼有益于血液循环,可以调和人体气血,促进胃肠蠕动,改善盆腔充血,防止大便秘结,预防痔疮。
(4)养成定时排便的习惯,这对预防痔疮的发生,有着极重要的作用。

颈椎病

颈椎病又称颈椎综合征,是指颈椎及其周围软组织发生病理改变而导致颈神经根、颈部脊髓、椎动脉及交感神经受到压迫或刺激而引起的综合征候群。本病好发于40岁以上成年人,无论男女皆可发生,是临床常见病、多发病。

颈椎病多因身体虚弱、肾虚精亏、气血不足、濡养欠乏,瘀血等病理产物积聚,而导致经络不通、筋骨不利而发病。本病与职业有密切的关系,颈部经常处于前屈状态,如写字、打字、缝纫、刺绣、久坐办公室等。如能每天坚持足部按摩,大多数患者会收到很好的疗效。

【临床表现】 发病时患者颈部活动受限,做颈部旋转活动时可引起眩晕、恶心或心慌等症状;头颈、肩臂麻木疼痛,重者肢体酸软乏力,甚则大小便失禁、瘫痪;部分患者可有头晕、耳鸣、耳痛、握力减弱及肌肉萎缩等。

【有效反射区】 三叉神经、大脑、脑干及小脑、颈项、尾

常见病症足疗法

骨内侧、骶椎、腰椎、胸椎、颈椎等反射区（图 3-28）。

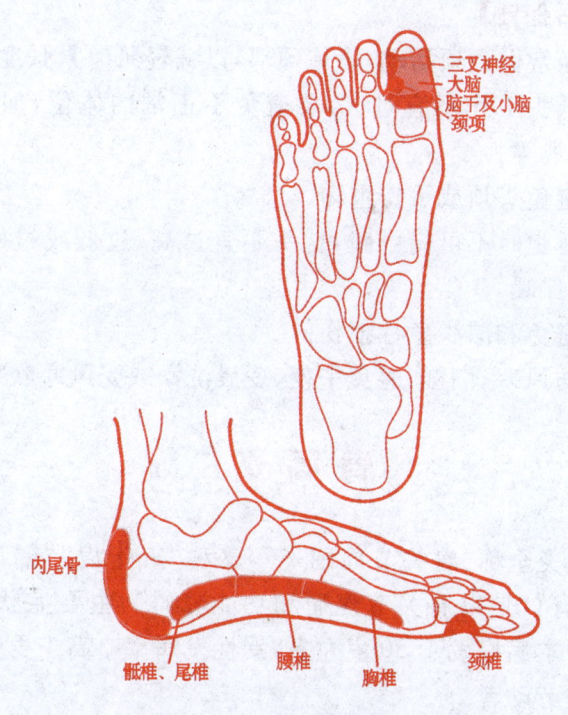

图 3-28 颈椎病足部反射区

【按摩手法】

（1）颈椎、颈项、三叉神经、脑干及小脑反射区用叩指法，各推压 50～100 次，力度稍重，以有痛感为佳。

（2）点按大脑反射区 30～50 次。

（3）推揉尾骨内侧、骶椎、腰椎、胸椎反射区 30～50 次，力度稍轻。

（4）捻、探、摇、拨各个足趾 10 分钟。

(5)分别转动左右脚足跟10分钟。

【生活保健】

(1)经常做颈项活动,锻炼颈部,以减轻肌肉紧张度。

(2)低头工作不宜过久,要避免不正常的体位,如躺在床上看电视等。

(3)避免头顶或手持重物。

(4)睡觉时不可俯卧睡,枕头不宜过高、过低或过硬,并注意颈部保暖。

(5)避免和减少急性损伤。

(6)防风寒、潮湿,避免午夜、凌晨洗澡或受风寒吹袭。

肩周炎

肩周炎全称"肩关节周围炎",又称"五十肩""漏肩风"或"冻结肩",是以肩关节疼痛和功能障碍为主要症状的常见病症。本病好发于50岁左右,女性发病率略高于男性,多见于体力劳动者。

中医学认为,本病的发生是由于肝肾亏损,气血虚弱,血不荣筋,或外伤后遗,痰浊瘀阻,复感风寒湿邪,使气血凝滞不畅,筋脉拘挛而致。早期治疗非常重要,足部按摩对本病有一定的疗效。

【临床表现】 早期多为肩部酸楚疼痛,呈阵发性,常因天气变化或劳累诱发,逐渐发展为持续性,引起剧烈疼痛,并可向颈部、上臂、前臂放射。肩关节运动障碍日渐加重,甚则肩峰突起,上举不便,不能做梳头、脱衣、洗脸等动作,夜间因翻身移动肩部而痛醒,肩部肌肉可有痉挛或萎缩等

三 常见病症足疗法

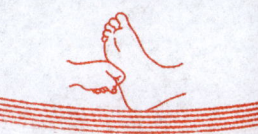

现象;后期引起整个肩关节僵直,活动困难,疼痛可影响夜间睡眠。

【有效反射区】 肩关节、颈项、斜方肌、肩胛骨、手臂等反射区(图 3-29)。

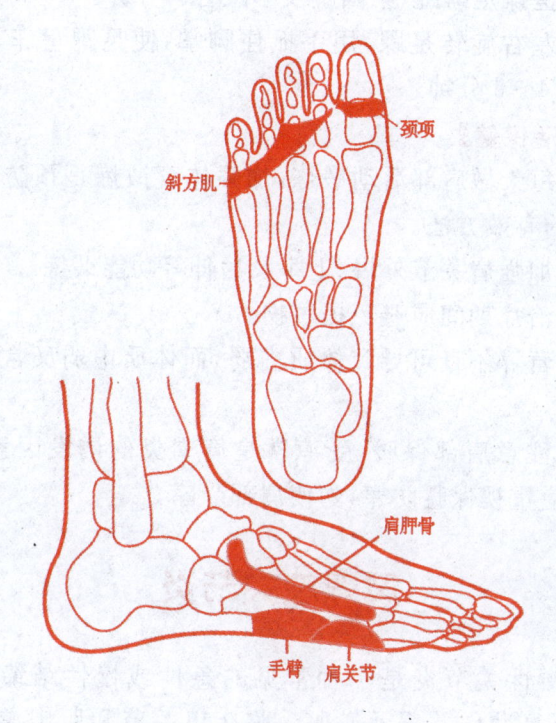

图 3-29 肩周炎足部反射区

【按摩手法】

(1)点按肩、手臂、斜方肌反射区各 100 次,力度以产生酸胀感为宜。

(2)在肩反射区找压痛点,并进行重点按压。

（3）按揉颈项反射区50～100次，力度适中，以出现酸胀感为宜。

（4）推压肩胛骨反射区50～100次，力度以胀痛为宜。

（5）搓揉足蹞趾、第四趾及小趾各5分钟。

（6）左右旋转足踝，用手抓住脚掌，使足踝呈车轮状旋转，每次4～6分钟。

【生活保健】

（1）每天做肩部活动锻炼，加强体育锻炼是预防和治疗肩周炎的有效方法。

（2）加强肩关节外展、上举及后伸等功能锻炼。

（3）治疗期间应避免提重物。

（4）营养不良可导致体质虚弱，而体质虚弱又常导致肩周炎。

（5）注意肩部保暖，受凉常是肩周炎的诱发因素，中老年人更应重视保暖防寒，勿使肩部受凉。

风湿性关节炎

风湿性关节炎是一种常见的急性或慢性结缔组织炎症，可反复发作并累及心脏。临床以关节和肌肉游走性酸楚、重着、疼痛为特征。中医称本病为"三痹"，根据感邪不同及临床主要表现，有"行痹""痛痹""着痹"的区别，其病机主要为风寒湿邪三气杂至，导致气血运行不畅，经络阻滞。足部按摩对本病有较好的疗效。

【临床表现】 主要症状为双膝关节和双肘关节疼痛、酸麻、沉重、活动障碍。局部有灼热感，或自觉灼热而触摸并不热。日久关节可变形,终致手不能抬,足不能行,生活不能自理。严重者可累及心脏。

【有效反射区】 膝关节、肩关节、肘关节、肩胛骨、髋关节、上身淋巴结、肾上腺、膀胱、肝、胆等反射区(图 3-30)。

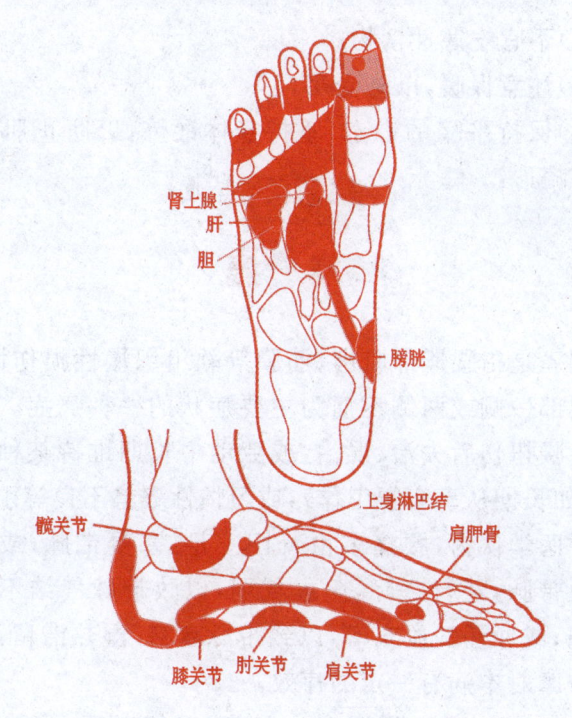

图 3-30 风湿性关节炎足部反射区

【按摩手法】

(1)食指扣拳,在膝关节、肘关节、肩关节、膀胱,肾上腺、肝、胆处各按揉 50～100 次,力度稍重,以疼痛为宜。

(2)在肩胛骨、髋关节处各捏揉 30～50 次,力度适中。

(3)在上身淋巴结反射区处点按 50～70 次,力度稍轻。

【生活保健】

(1)平时生活起居安定,合理安排饮食时间,注意饮食卫生。

(2)不宜吃寒性食物。

(3)注意保暖,以防受寒。

(4)保持平稳的心态,坚持身体锻炼,以防止肌肉萎缩及关节畸形。

腰 痛

　　腰痛是指腰骶部肌肉、筋膜等软组织慢性损伤性疼痛,是以腰部一侧或两侧疼痛为主要症状的一种病症。腰痛多因急性腰扭伤后失治、误治,或劳动中长期维持某种不平衡体位(如长期从事弯腰工作),或习惯性姿势不良等引起。

　　中医学认为,腰痛多由肾阳不足,寒凝带脉;或肝经湿热侵及带脉,经行之际,阳虚气弱,以致带脉气结不通而出现疼痛;或冲任气血充盛,以致带脉壅滞,湿热滞留而疼痛。足部按摩对本病有一定的疗效。

【临床表现】 腰痛多为隐痛,时轻时重,经常反复发作,休息后减轻,病情往往与天气有关,常在阴雨寒冷季节加重。腰部活动可无明显限制或影响不大,病变部位多有压痛点,并可见肌肉痉挛等。

【有效反射区】 肾、肾上腺、输尿管、膀胱、尾骨内侧、骶椎、腰椎、胸椎、颈椎反射区(图 3-28,图 3-31)。

三 常见病症足疗法

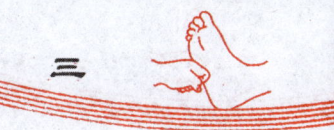

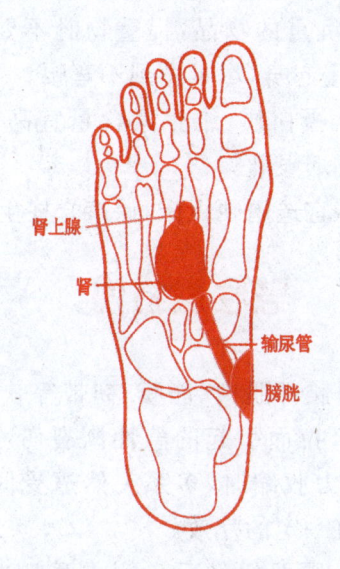

肾上腺
肾
输尿管
膀胱

图 3-31　腰痛足部反射区

【按摩手法】

(1)骶骨、腰椎、胸椎、颈椎、尾骨内侧反射区各按揉 100 次,力度适中,不宜过重,特别是腰椎、胸椎反射区。

(2)按揉肾、肾上腺、膀胱反射区各 30～50 次,力度适中,以胀痛为宜。

(3)刮压输尿管反射区 50～100 次。

【生活保健】

(1)日常注意纠正不良劳动姿势,防止腰腿受凉及过度劳累。

(2)加强腰肌锻炼,如仰卧挺腹、俯卧鱼跃等运动。进行足部按摩的同时可配合局部热敷。

(3)阴雨天注意腰部的保暖,避免腰背部冷风直吹。

(4) 不要搬挪沉重的物品,提重物时不要弯腰,应该先蹲下拿重物,再慢慢起身,尽量做到不弯腰。

(5) 饮食均衡,蛋白质、维生素含量宜高,脂肪、胆固醇宜低,防止肥胖,戒烟限酒。

(6) 卧床休息,宜选用硬板床,保持脊柱生理弯曲。

急性腰扭伤

急性腰扭伤是腰部肌肉、筋膜、韧带等软组织因外力作用突然受到过度牵拉而引起的急性撕裂伤,常发生于搬抬重物、腰部肌肉强力收缩时,多系突然遭受间接外力所致。足部按摩对本病有一定的疗效。

【临床表现】 腰肌扭伤后一侧或两侧当即发生疼痛,有时可以受伤后半天或隔夜才出现疼痛,腰部活动受阻,静止时疼痛稍轻,活动或咳嗽时疼痛较甚。检查时局部肌肉紧张、压痛及牵引痛明显,但无瘀血现象(外力撞击者除外)。

【有效反射区】 腰椎、肾、输尿管、膀胱反射区(图3-32)。

【按摩手法】

(1) 按压腰椎、肾、输尿管、膀胱反射区3~4次。

(2) 双足分别向内、向外旋转60圈,交替进行。

(3) 再次按压腰椎、肾、输尿管、膀胱反射区3~4次。

【生活保健】

(1) 掌握正确的劳动姿势,站稳后再迈步,搬、提重物时,应取半蹲位,使物体尽量贴近身体。

(2) 加强劳动保护,在做扛、抬、搬、提等重体力劳动时,应使用护腰带,以协助稳定腰部脊柱,增强腹压,增强肌肉

常见病症足疗法

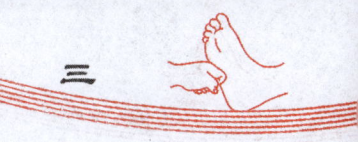

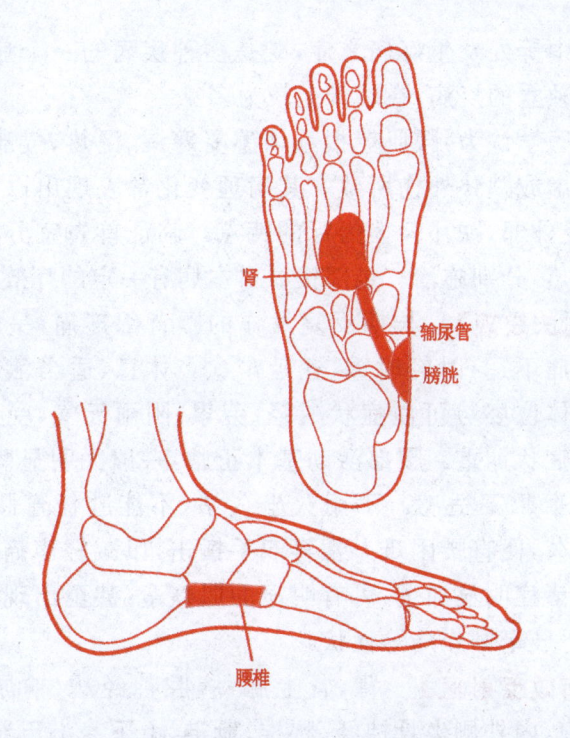

图 3-32 急性腰扭伤足部反射区

工作效能。

（3）在寒冷潮湿环境中工作后，应洗热水澡以祛除寒湿，消除疲劳。

（4）尽量避免弯腰性强迫姿势工作时间过长。

慢性腰肌劳损

腰肌劳损是一种常见的腰部疾病，是指腰部一侧或两

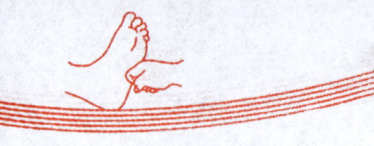

侧或正中等处发生疼痛之症,既是多种疾病的一个症状,又可作为独立的疾病,在临床上较为多见。

中医学认为,腰肌劳损系因感受寒湿、湿热、气滞血瘀、肾亏体虚或跌仆外伤所致。其病理变化常表现出以肾虚为本,感受外邪,跌仆闪挫为标的特点。临证首先宜分辨表里虚实寒热,分别施治。足部按摩对本病有一定的疗效。

【临床表现】 长期反复发作的腰背部疼痛,呈钝性胀痛或酸痛不适,时轻时重,迁延难愈。休息、适当活动或经常改变体位姿势可使症状减轻,劳累、阴雨天气、受风寒湿影响则症状加重。腰部活动基本正常,一般无明显障碍,但有时有牵掣不适感。不耐久坐久站,不能胜任弯腰工作。弯腰稍久,便直腰困难。常喜双手捶击,以减轻疼痛。急性发作时诸症明显加重,可有明显的肌痉挛,甚至出现腰脊柱侧弯,下肢牵掣作痛等症状。

【有效反射区】 肾、肾上腺、腹腔神经丛、输尿管、膀胱、尿道、内外侧坐骨神经、腰椎、骶椎、上下身淋巴结、内外侧尾骨反射区(图3-33)。

【按摩手法】

(1)点按肾、肾上腺反射区各2分钟。

(2)点刮腹腔神经丛,并从足趾向足跟推按输尿管反射区各2分钟。

(3)点按膀胱,用拇指推掌法推尿道反射区各2分钟。

(4)由下向上推内、外侧坐骨神经反射区各2分钟。

(5)由前向后推腰椎、骶椎反射区各2分钟。

(6)推按上、下身淋巴结反射区各1分钟。

(7)分别刮内、外侧尾骨反射区各1分钟。

三、常见病症足疗法

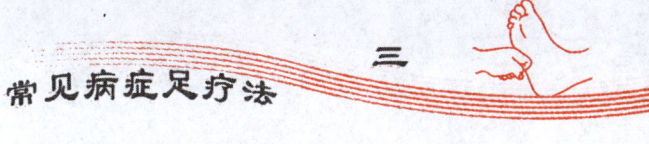

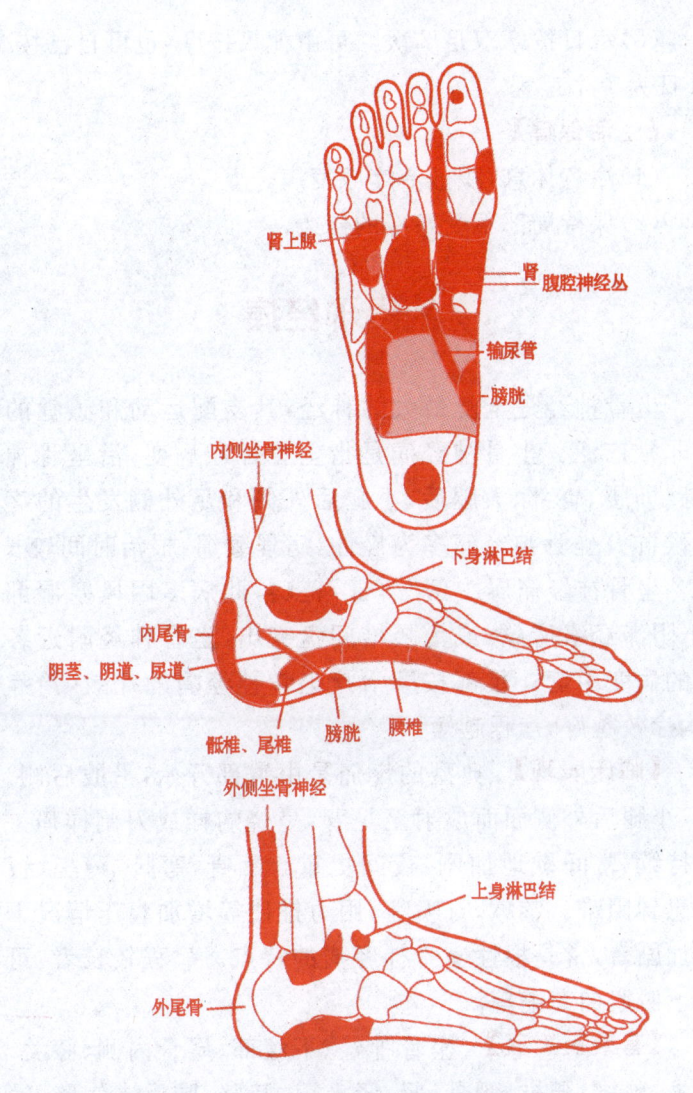

图 3-33 慢性腰肌劳损足部反射区

(8)每日按摩双足2次。可由他人按摩,也可自己按摩。10日为1个疗程。

【生活保健】

(1)注意休息,积极治疗原发病。

(2)保持局部不受寒冷的侵袭。

坐骨神经痛

坐骨神经是全身最大的神经,其支配运动和感觉的区域非常广泛。坐骨神经痛是指坐骨神经病变,沿坐骨神经通路即腰、臀部、大腿后、小腿后外侧和足外侧发生的疼痛症候群。坐骨神经痛多为慢性,病程缠绵,根治时间较长。

坐骨神经痛属中医"痹证"范畴,此病多因风寒湿邪侵袭、阻滞经络所致,或为腰椎间盘突出、坐骨神经附近各组织的病变引起。足部按摩治疗坐骨神经痛的疗效,治疗越早,疗效越好,疗程越短。

【临床表现】 典型的疼痛是由臀部开始,沿股后侧、腘窝、小腿后外侧面而放射至足背,呈烧灼样或刀割样痛。疼痛持续,常间歇地加剧,夜间更重。翻身、弯腰、蹲坐、行走均感到困难。咳嗽、打喷嚏、用力排便等增加腹压情况下疼痛加剧者,常是根性坐骨神经痛的特点。病程较长者,可导致下肢肌肉萎缩等。

【有效反射区】 坐骨神经、下腹部、尾骨内侧、膝关节、颈椎、胸椎、腰椎、骶骨、肾、肾上腺、膀胱、肺及支气管、输尿管等反射区(图3-34)。

三 常见病症足疗法

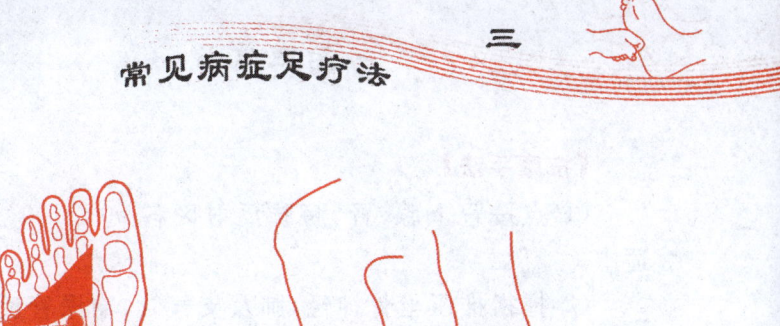

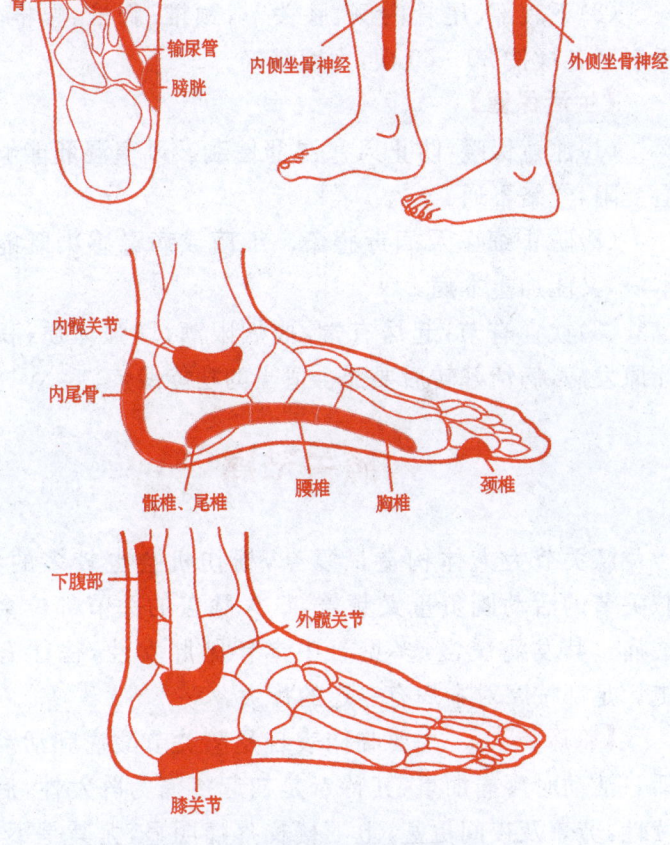

图 3-34 坐骨神经痛足部反射区

【按摩手法】

(1)点按肾上腺、肾、膀胱反射区各50～100次,力度适中。

(2)拇指推压坐骨神经、肺及支气管、输尿管反射区各100次,力度以有胀痛感为度。

(3)下腹部、尾骨内侧、膝关节、颈椎、胸椎、腰椎、骶骨反射区各揉按30～50次,力度稍轻。

【生活保健】

(1)注意保暖,防止风寒湿邪侵袭。风寒湿邪能够使气血受阻,经络不通。

(2)防止细菌及病毒感染。细菌或病毒感染既能诱发本病,又能加重本病。

(3)饮食有节,起居有常,戒烟限酒,增强体质;积极治疗原发病,病情好转后要配合适当的功能锻炼。

膝关节痛

膝关节为人体构造最复杂,损伤机会也较多的关节。膝关节的活动既负重又频繁,日久膝盖的关节部位会出现酸痛。其发病缓慢,多见于中老年肥胖女性,往往有劳累史。足部按摩对本病有一定的疗效。

【临床表现】 主要临床表现是膝关节酸痛和活动不灵活。活动时疼痛加重,其特点是初起疼痛为阵发性,后为持续性,劳累及夜间更甚,上下楼梯疼痛明显,尤其是下楼梯,严重者可出现膝内翻畸形。

【有效反射区】 肾、输尿管、膀胱、肝、膝反射区(图3-

35)。

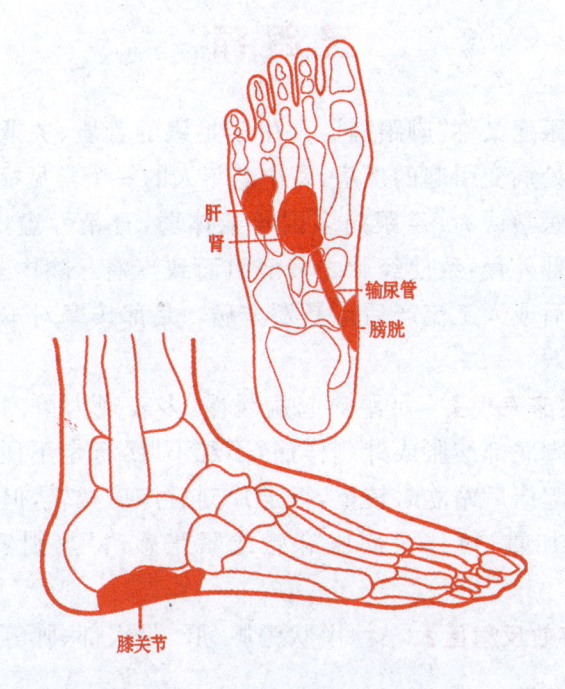

图 3-35 膝关节痛足部反射区

【按摩手法】

(1)按压肾、输尿管、膀胱反射区3~4次。

(2)按压肝、膝反射区各3~5分钟。

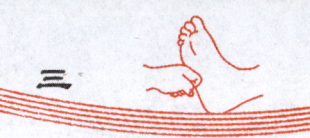

【生活保健】

(1)膝关节注意保暖,避免受到风、湿、寒的侵袭。

(2)膝关节不可过于劳累或负荷过重。

(3)膝关节肿胀、疼痛加重时应休息,避免深蹲、负重、上下楼梯等活动。

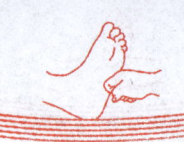

足跟痛

足跟痛又称"脚跟痛",是由于足跟的骨质、关节、滑囊、筋膜等处病变引起的疾病,是中老年人的一个常见症状。

中医学认为,足跟痛多因年老体弱,肾精亏虚,或风寒湿热之邪外侵,致使经脉之气痹阻而致疼痛。除中老年外,妇女产后或人工流产后也易发本病。足部按摩对本病有一定的疗效。

【临床表现】 足跟痛起病缓慢,多表现为单侧或双侧足跟或脚底部酸胀或针刺样痛,不红不肿,行走不便。疼痛在早上起床后站立时较重,行走片刻后疼痛减轻,但行走久疼痛又加重,可伴足底胀麻感或紧张感,得热则舒,遇冷加重。

【有效反射区】 肾、甲状旁腺、肝、足跟部、脾等反射区(图3-36)。

【按摩手法】

(1)按揉肝、脾、肾、甲状旁腺反射区各30～50次,力度稍重。

(2)单食指叩拳法按揉足跟部100次。

【生活保健】

(1)注意足跟保暖,避免过度疲劳,患病期间减少步行。

(2)选择鞋底柔软舒适的鞋子,在足跟部应用厚的软垫保护,以减轻局部摩擦、损伤。

(3)温水泡脚,可以减轻局部炎症,缓解疼痛。

三、常见病症足疗法

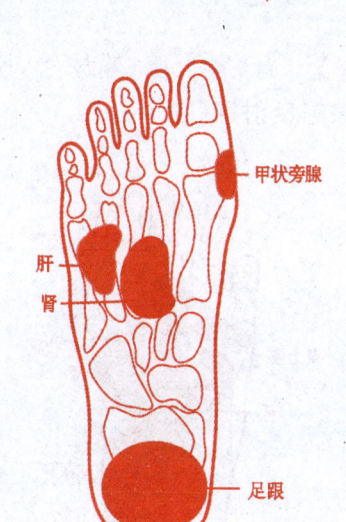

图 3-36　足跟痛足部反射区

妊娠呕吐

妊娠呕吐,中医又称妊娠恶阻。一般在怀孕 12 周左右,会出现恶心、呕吐、头晕、厌食,甚至进食即吐。足部按摩疗法对此症见效甚快。

【临床表现】　怀孕初期,食欲缺乏,有轻度恶心、呕吐等现象,不影响饮食和工作,则属于正常生理反应,到妊娠第三个月能自然消失,故无须治疗。但有些孕妇呈持续性或剧烈呕吐,甚至不能进饮食、全身乏力、明显消瘦、小便少、皮肤黏膜干燥、眼球凹陷等,必须及时治疗,以免影响母体健康和胎儿发育。

【有效反射区】 肾、肾上腺、输尿管、膀胱、颈项、甲状腺、胃、肝、生殖腺等反射区(图3-37)。

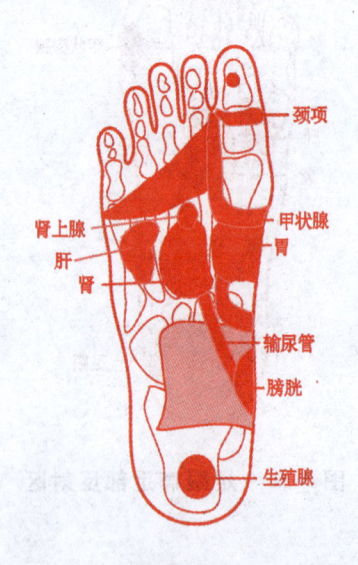

图3-37 妊娠呕吐足部反射区

【按摩手法】
(1)依次点按肾、肾上腺、膀胱、颈项、胃、肝各50～100次,力度以胀痛为宜。
(2)推按输尿管、甲状腺50次。
(3)按揉生殖腺50次。

【生活保健】
(1)保证充足的休息与睡眠,避免精神刺激。
(2)精神放松,保持平稳的心态,劳逸结合,适当进行体育锻炼。

痛 经

痛经是指行经过程中及月经前后出现下腹部疼痛或其他不适,以致影响生活和工作,是妇科常见病症。痛经又分为原发性痛经和继发性痛经。原发性痛经指生殖器官无明显器质性病变的月经疼痛,又称功能性痛经,常发生在月经初潮或初潮后不久,多见于未婚或未孕妇女,往往经生育后痛经缓解或消失。继发性痛经指生殖器官有器质性病变如子宫内膜异位症、盆腔炎和子宫黏膜下肌瘤等引起的月经疼痛。

中医学认为,痛经多因气滞血瘀、寒湿凝滞、气血虚损等因所致,或情志不舒,肝郁气滞,"不通则痛"故发生痛经。足部按摩对缓解痛经有一定的疗效。

【临床表现】 痛经的症状一般在月经前开始有痛感,逐渐加剧,历时数小时或两三天不等,疼痛多为下腹部阵发性或持续性疼痛,有时放射至阴道及腰骶部。严重时可出现全腹疼痛,面色苍白,手足冰凉。还常伴有消化系统症状,如恶心呕吐、腹泻等,还可伴头痛、冷汗、虚脱等。

【有效反射区】 脑垂体、肾、肾上腺、膀胱、输尿管、甲状腺、生殖腺、肺及支气管、心、肝、脾、腹腔神经丛、子宫、下腹部反射区(图3-38)。

【按摩手法】

(1)点按脑垂体、肾上腺反射区各30~50次,力度适中。

(2)着重推按肺及支气管、输尿管、甲状腺、下腹部反射区各50~100次。

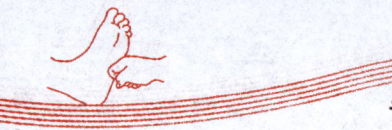

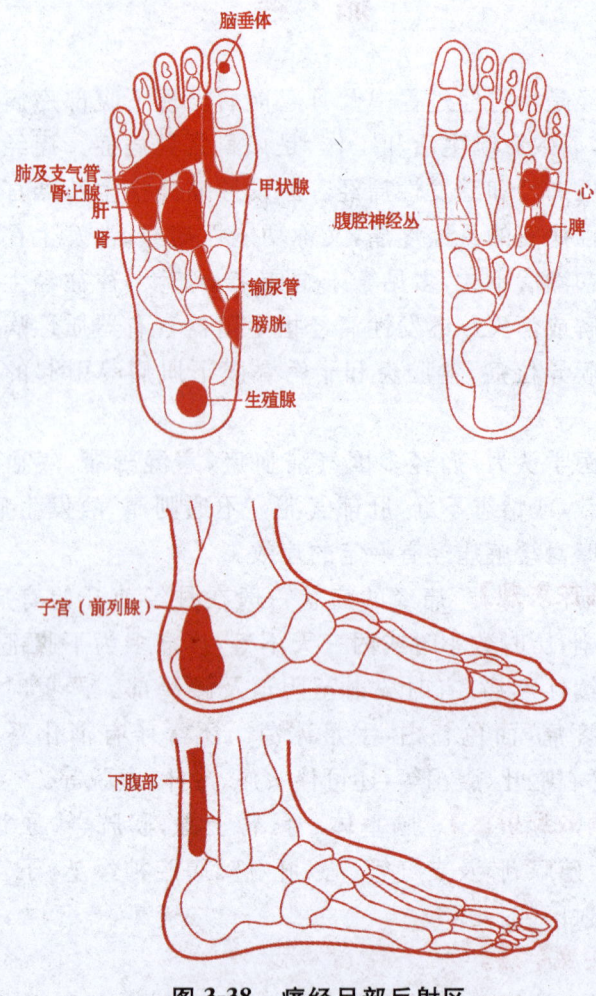

图 3-38 痛经足部反射区

（3）子宫、生殖腺、膀胱、肾、心、肝、脾反射区各按揉

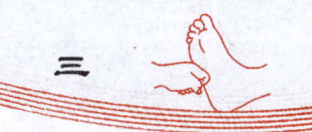

30～50次。

(4)刮压腹腔神经丛反射区30～50次。

【生活保健】

(1)适当休息,不要过度疲劳。

(2)保持心情舒畅,避免精神紧张、暴怒、焦虑等。

(3)经期注意保暖,防止受凉。

(4)注意经期卫生,行经期间禁止性生活。

(5)治疗期间应忌食生冷、辛辣食物,忌烟酒。

(6)疼痛剧烈患者,应到医院就诊,不宜坚持自疗。

(7)镇痛药不可随便服用,应根据实际情况询问医生后决定。

月经不调

月经不调是妇科最常见的病症之一,月经期、量、色、质的任何一方面发生改变,均称为月经不调。常见的有月经提前、月经延迟、月经过多、月经过少、闭经病因。主要由于脏腑功能失调,气血不和,导致冲任二脉的损伤。

中医学认为,经早多由于素体阳盛,或情志抑郁化火,或久病伤阴,阴虚生热,导致冲任不固引起;经迟因素体阳虚,感受寒邪,寒凝则经行受阻,或肝气不疏,气滞则血运不畅,或久病、产后等,导致气衰血虚,无血以行;经乱多因肝郁、肾虚,血海溢蓄失调,致使月经周期错乱。足部按摩对本病有一定的疗效。

【临床表现】

(1)月经先期:气虚不摄者伴乏力、经量多而色淡、便溏；血热者经量多而色红、面红、口干、心烦。

（2）月经后期：寒凝者伴小腹冷痛、经量少而色黯有块；血虚者伴有腹冷喜暖、经量少而色淡、面白无华。

（3）月经先后无定期：肝郁者伴有乳房或小腹胀痛、抑郁不乐、时时叹息；肾虚者伴头晕耳鸣、腰膝酸软。

（4）月经过多：血热者伴经色红、面红唇干、心烦口渴；脾虚者伴经色淡、气短乏力。

（5）月经过少：血虚者伴经色淡质稀、头晕眼花、腰酸；寒凝者伴经色黑有块、腹冷痛。

【有效反射区】 肾上腺、肾、输尿管、膀胱、生殖腺反射区（图3-39）。

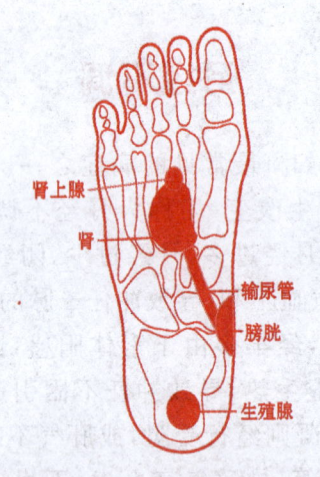

图3-39 月经不调足部反射区

【按摩手法】

（1）按压肾、输尿管、膀胱反射区各50～100次，以有麻胀感为佳。

(2)按揉肾上腺和生殖腺反射区各100次。

【生活保健】

(1)注意保暖,避免寒冷刺激,如游泳、冷水洗澡等,以免子宫及盆腔血管受冷刺激后收缩,引起经血过少或痛经。

(2)注意经期卫生,预防感染。

(3)经期不宜性交,一方面预防感染,另一方面,避免性交刺激使盆腔充血,至经血增多或经期延长。

(4)经期尽量避免进食生冷、辛辣食品,不宜进行强度大的运动。

盆腔炎

盆腔炎为妇科的常见病,当细菌进入后,炎症可局限于一个部位或几个部位同时发炎。按其发病过程,临床表现可分为急性与慢性两种。

急性盆腔炎应以抗生素等药物治疗为主,慢性盆腔炎结合足部按摩可提高疗效,缩短疗程,减少用药剂量,并且副作用少。

【临床表现】 其常见的症状有:长期持续性、程度不同的下腹隐痛、坠胀或腰痛,常在月经期加重,经期延长,月经过多,白带增多,呈脓性或有臭味,有时出现尿频及排尿和大便时胀痛。

【有效反射区】 肾、肾上腺、子宫、下腹部、生殖腺、各淋巴反射区、腹腔神经丛、膀胱、输尿管等反射区(图3-40)。

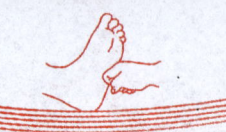

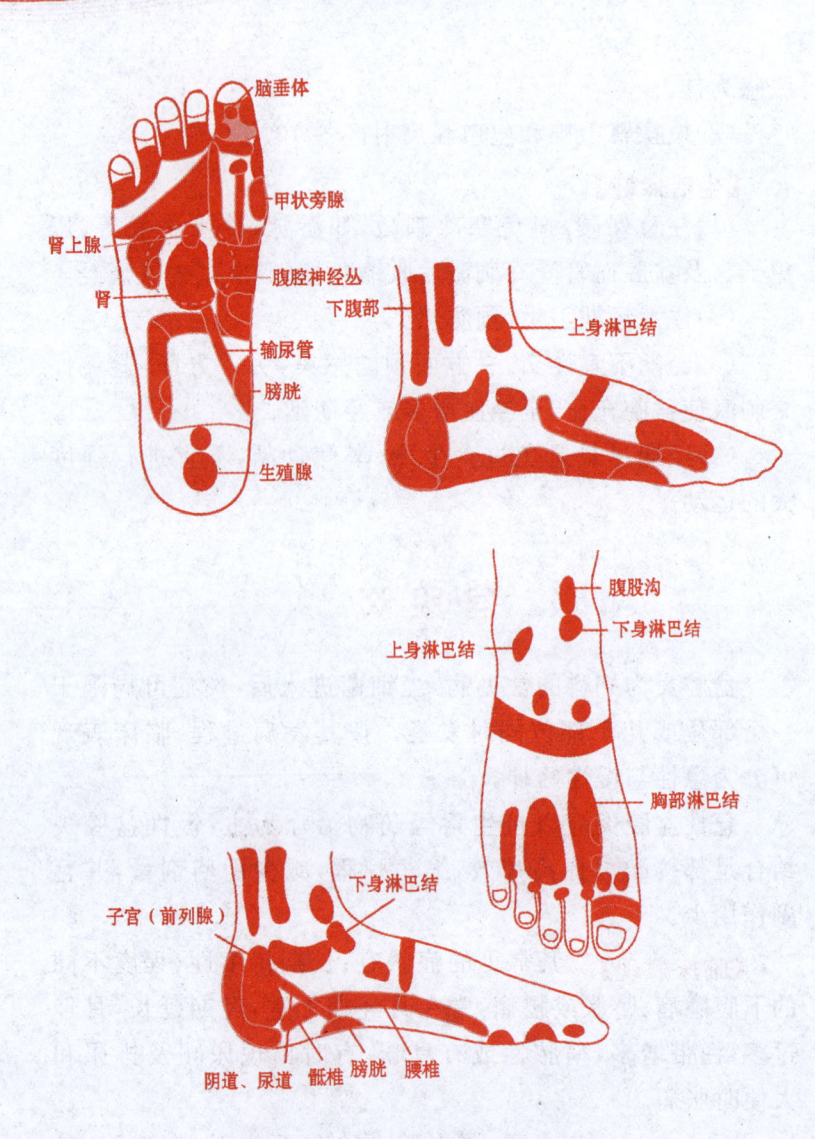

图3-40 盆腔炎足部反射区

常见病症足疗法

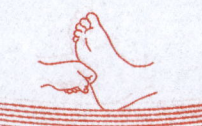

【按摩手法】

(1) 按揉子宫、生殖腺、下腹部、膀胱、肾、肾上腺、肝、脾各反射区 30~50 次,力度适中。

(2) 点按盆腔淋巴、腹部淋巴结、胸部淋巴结、头颈淋巴结各反射区 100 次,力度稍重,以疼痛为佳。

(3) 推压输尿管反射区 50~100 次。

(4) 刮压腹腔神经丛反射区 50~100 次。

【生活保健】

(1) 注意卫生,每天清洗外阴部。

(2) 饮食清淡,少吃或不吃辛辣食品。

(3) 加强身体锻炼,提高免疫能力。

更年期综合征

更年期综合征是由雌激素水平下降而引起的一系列症状。此症男女都可发生,但女性发病较早,症状也较重,一般多在 45~55 岁。男性患者发病较晚,症状也较轻,一般多发生在 50~65 岁。

更年期妇女,由于卵巢功能减退,垂体功能亢进,分泌过多的促性腺激素,引起自主神经功能紊乱。而且,女性在更年期,体内气血开始衰少,精气亏乏,从而逐渐失去月经和生育功能,而出现气血不调现象;男性更年期,睾丸的生精及产生雄激素的功能逐渐下降。足部按摩对治疗本病有一定的辅助效果。

【临床表现】 面色潮红,乏力,抑郁,多虑,易激动,烦躁易怒,注意力难于集中,记忆力减退,失眠,头痛,头晕,心

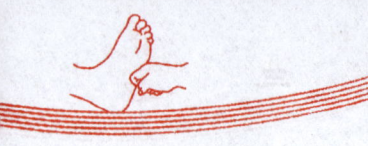

慌,易出汗,身体发胖,尿频,尿急,大便干燥,下肢沉重,关节痛,轻度水肿。女性患者可有月经周期紊乱,经血量时少时多,或突然停止,乳腺萎缩;男性患者可有性欲下降,甚至出现阳痿等。

【有效反射区】 脑垂体、肾、输尿管、膀胱、胃、脾、生殖腺、安眠点区反射区(图3-41)。

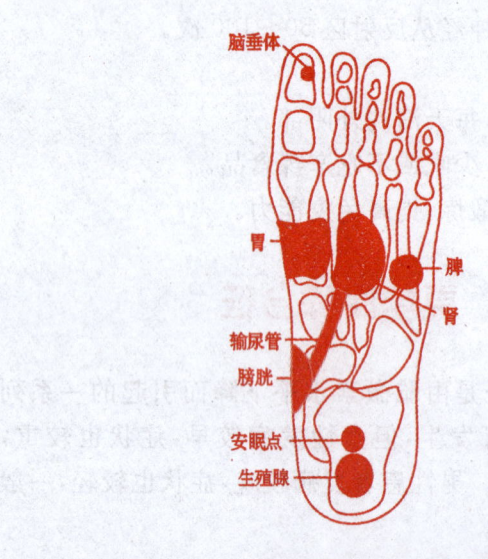

图3-41 更年期综合征足部反射区

【按摩手法】

(1)点按脑垂体、肾反射区各50~100次,力度适中,以有酸痛感为佳。

(2)单指叩拳法用力推压输尿管、胃、脾、生殖腺、安眠点反射区各100次。

【生活保健】

(1)适当参加体育锻炼,每日工作不宜太累,保持良好平静的心态。

(2)饮食合理,营养适当,忌临睡前进食。注意预防骨质疏松,适当增加钙的摄入。

(3)充分合理的睡眠,对于男女更年期的身心健康来讲,显得十分重要。

(4)有晚上工作和学习习惯者,要先做比较费脑筋的事,后做比较轻松的事,以便放松大脑,容易入睡。

阳 痿

阳痿是指成年男性出现阴茎不能勃起或勃起不坚,以致不能完成性交的一种性功能障碍病症。多数患者是由精神心理因素所致,如疲劳、焦虑、紧张、情绪波动等,也有器质性病变所致。

中医学认为,阳痿多由房事劳损,少年误犯手淫或惊恐伤肾引起,导致肝肾不足、命门火衰。足部按摩对治疗本病有一定的辅助疗效。

【临床表现】 阳痿患者房事时阴茎不能完全勃起或勃起不坚,时时滑精,或阴茎虽能勃起,但是时间短暂,每多早泄。常伴有精神不振,头晕目眩,面色苍白,腰酸腿软,畏寒肢凉,阴囊多汗,小便黄赤等症状。

【有效反射区】 肾、肾上腺、脑垂体、头部、脾、睾丸、胰、甲状腺、腹股沟、下身淋巴结、前列腺、尿道、腰椎、骶椎反射区(图3-42)。

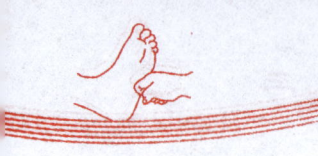

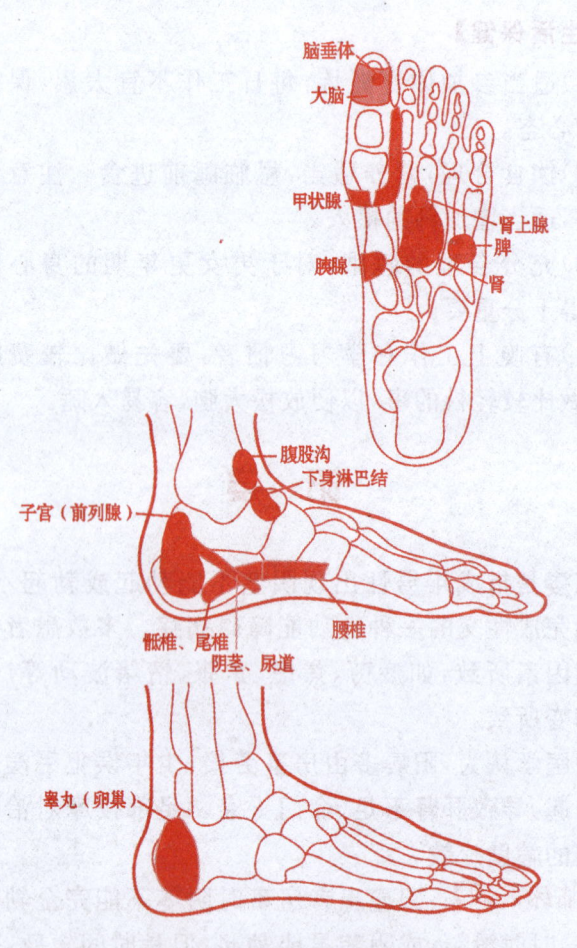

图 3-42 阳痿足部反射区

【按摩手法】

(1)按揉肾、肾上腺、脾、脑垂体反射区各 50～100 次,力度稍重,以有胀痛感为佳。

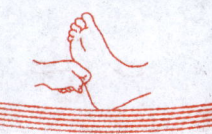

(2)点按腹股沟、下身淋巴结反射区,各50～100次。
(3)刮压前列腺、睾丸反射区,各100次。
(4)推压大脑、尿道、骶椎、腰椎、胰反射区,各50次。

【生活保健】
(1)适当体育锻炼,加强性知识教育及饮食调养。
(2)改变不良生活习惯,如戒烟限酒,避免过度疲劳。
(3)本病多数为功能性,患者应消除心理障碍,保持心情舒畅。
(4)治疗期间应禁止房事。
(5)不可滥用壮阳药物。

前列腺炎

前列腺炎在临床上较为常见,是青壮年男性易患的一种泌尿系统疾病。属中医"白浊""淋病"范畴。慢性前列腺炎可继发于急性前列腺炎或慢性尿道炎。过度饮酒,房事过度,前列腺肥大,会阴部损伤等往往成为诱发因素。

中医学认为,本病与肾阴不足、相火旺盛,肾亏于下、封藏失职,肾阴亏耗、阴损及阳,饮酒过度,损伤脾胃有关。足部按摩对治疗本病有一定的辅助疗效。

【临床表现】 尿频、排尿时尿道灼热、疼痛并放射到阴茎头部,清晨尿道口可有黏液等分泌物,还可出现排尿困难的感觉,后尿道、会阴和肛门处坠胀不适,下蹲、大便及长时间坐在椅凳上可使胀痛加重。慢性前列腺炎症状不典型,脓尿较少,但可伴有阳痿、早泄、遗精及血精等症状。

【有效反射区】 肾、肾上腺、膀胱、输尿管、胃、脾、肺及

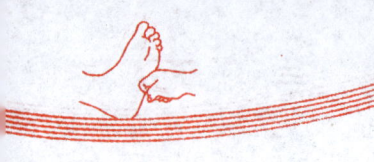

支气管、生殖腺、脑垂体反射区(图3-43)。

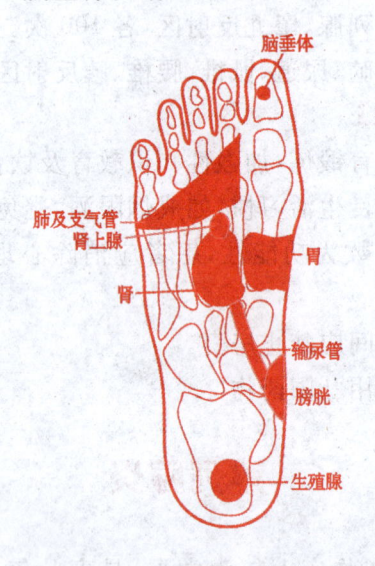

图3-43 前列腺炎足部反射区

【按摩手法】

(1)肾、肾上腺、膀胱、胃、脾、生殖腺反射区各按揉10次,力度以有酸痛感为宜。

(2)推压输尿管反射区100次,肺及支气管反射区50次,力度稍重。

(3)点按脑垂体反射区50次,力度以胀痛为宜。

【生活保健】

(1)节制房事,注意卫生,避免受凉、劳累。

(2)加强身体锻炼,预防感冒,提高机体抗病力。

(3)注意饮食,清淡饮食,忌过量饮酒及食辛辣食物,以免引起前列腺充血。

三 常见病症足疗法

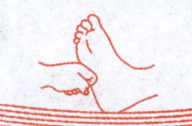

晕车、晕船

晕车、晕船是指坐车或坐船时,由于车船的速度不均,振动和摇晃而造成的头晕、头痛、呕吐、恶心等身体不适的症状。其主要原因是受车船的震动和声音震荡后,内耳前庭神经功能失常所致(也与车船空气不好,腹中无食,横膈功能不佳有关)。

有神经质或胃肠病症状的儿童容易发生晕车、晕船。感冒、睡眠不足、胃肠虚弱、精神压抑、过量饮酒时,也容易发生本病。足部按摩对本病具有很好的疗效。

【临床表现】 症状是呕吐、全身无力、出虚汗等,使人非常难受,身体不平衡。

【有效反射区】 肾、输尿管、膀胱、耳、内耳迷路反射区(图3-44)。

【按摩手法】

(1)肾、输尿管、膀胱反射区按压3～4次。

(2)对耳反射区按压3～5分钟。

(3)按压内耳迷路反射区3～5分钟。

【生活保健】

(1)不要坐在与公共汽车、火车、飞机运动相反的座位上,不要在运动中阅读。

(2)进食低脂、淀粉类食物,并且不要进食有强烈刺激气味和味觉的食物。

(3)不要喝酒、吸烟,因为可引起恶心。

(4)可在乘车前30分钟,服用晕车药。

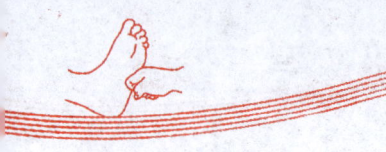

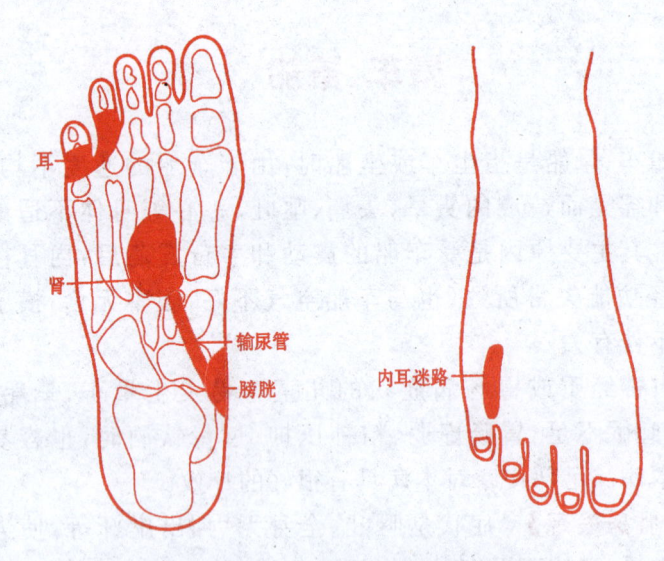

图 3-44　晕动症足部反射区

（5）取新鲜生姜1片，置于肚脐上，用伤湿止痛膏盖贴，同时将伤湿止痛膏贴于内关穴，用手指轻轻揉摩穴位，有预防晕车的作用。

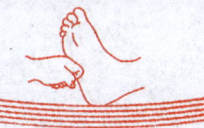

四、美容保健足疗法

皮肤粗糙

随着年龄的增长,皮脂分泌功能减弱,很多人开始出现皮肤粗糙、无光泽、无弹性等症状。这种症状虽然不是严重的疾病,但显然会妨碍容貌的美丽。皮肤粗糙的原因除了自身分泌功能的减弱外,还有两个主要原因:一是太阳的紫外线造成皮下血行障碍,无法顺利地输送营养、排出废物。二是睡眠不足、压力过重,引起激素分泌失调、肝脏功能失调而引起的。足部按摩对皮肤粗糙有显著的疗效。

【有效反射区】 肾、肾上腺、腹腔神经丛、输尿管、膀胱、尿道、脑垂体、肝、脾、肺及支气管、胸部淋巴结、上身淋巴结、下身淋巴结反射区(图4-1)。

【按摩手法】

(1)点按肾、肾上腺反射区各2分钟。

(2)点刮腹腔神经丛,并从足趾向足跟方向推按输尿管反射区各2分钟。

(3)点按膀胱,拇指推掌法推尿道反射区各2分钟。

(4)点按脑垂体、肝、脾反射区各2分钟。

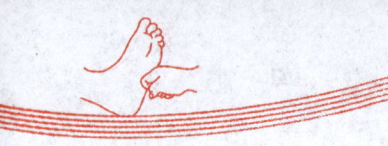

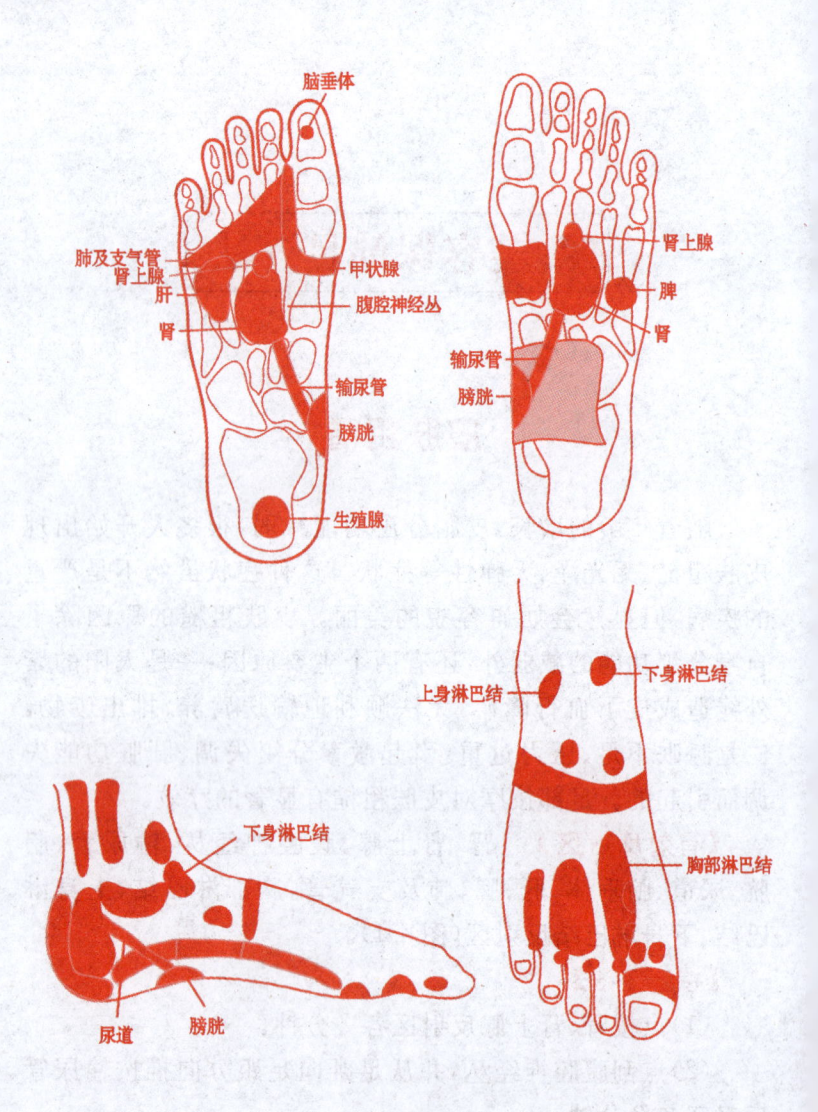

图 4-1　皮肤粗糙足部反射区

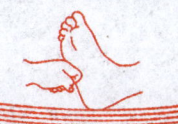

(5)从足外侧向足内侧推按肺及支气管反射区2分钟。

(6)刮胸部淋巴结,点按上、下身淋巴结反射区各1分钟。

(7)每日按摩双足2次,7日为1个疗程。可由他人按摩,也可自己按摩。

【生活保健】

(1)进行适当的体力活动,加强体育锻炼,如仰卧屈腿、深蹲起立、骑自行车等,都能加强腹部的运动,促进胃肠蠕动,有助于促进排便。

(2)注意饮食结构,多吃蔬菜、水果、谷物、植物子、果仁等营养均衡的食物。

(3)加强体育锻炼。

雀 斑

雀斑是发生在面部皮肤上的黄褐色点状色素沉着斑,是由于强烈的紫外线照射的缘故。另外,某些化妆品、精神压力、烦躁等也会诱发雀斑,卵巢或子宫疾病、肝脏疾病等可使雀斑增多,并可伴有恶心、倦怠等症状。往往在夏天增多,日晒可诱发和加重皮损。足部按摩对雀斑有一定的疗效。

【有效反射区】 肾、肾上腺、腹腔神经丛、输尿管、膀胱、尿道、肺及支气管、三叉神经、上颌、下颌、甲状腺、胸部淋巴结、生殖腺反射区(图4-2)。

【按摩手法】

(1)点按肾、肾上腺反射区各2分钟。

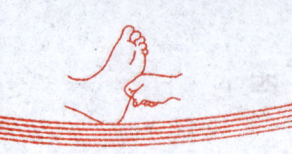

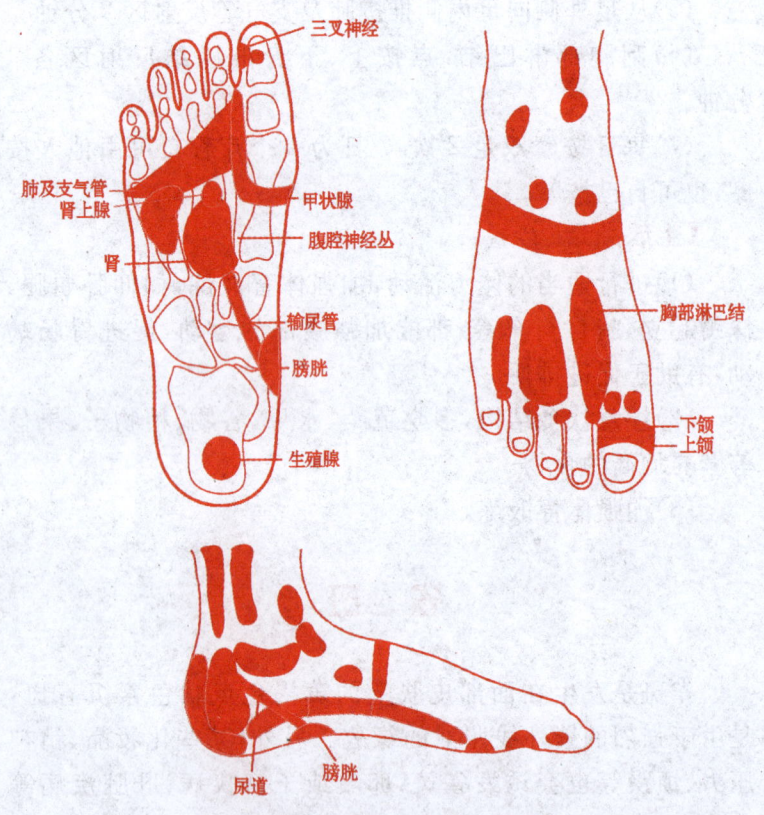

图 4-2 雀斑足部反射区

(2)点刮腹腔神经丛,并从足趾向足跟方向推按输尿管反射区各 2 分钟。

(3)点按膀胱,用拇指推掌法推尿道反射区各 2 分钟。

(4)从足外侧向足内侧推按肺及支气管反射区 2 分钟。

(5)由前向后推动三叉神经反射区 1 分钟。

(6)推按上、下颌反射区 2 分钟。

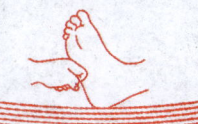

(7)刮甲状腺、胸部淋巴结,点按生殖腺反射区各1分钟。

(8)每日按摩双足2次,7日为1个疗程。可由他人按摩,也可自己按摩。

【生活保健】

(1)积极治疗原发病。

(2)少用或不用化妆品。

(3)夏季注意防晒保护,应尽量避免或减少烈日暴晒,或涂以防晒霜类避光剂,以减少雀斑的发生或减轻雀斑色泽的加深。

(4)多喝水,保证充足的睡眠。

(5)精神愉快,心情舒畅,尤其女性在特殊的生理周期。

青春痘

所谓青春痘,又称粉刺,在医学上称为"痤疮",是一种毛囊皮脂腺的慢性炎症,其发生原因与雄激素的分泌有关,青春期由于雄激素的刺激,皮脂分泌增多和毛囊皮脂腺管口角化,栓塞,皮脂瘀积于毛囊内,在此基础上继发细菌感染所致。

痤疮多见于青年,多发于面、胸、上背等皮脂较多的部位,是和毛囊一致的锥形丘疹,有时充血有脓疱,也可有黑头粉刺、白头粉刺、结节、囊肿和瘢痕等,青春期过后可自愈。足部按摩对青春痘有一定的疗效。

【有效反射区】 肾、输尿管、膀胱、肾上腺、胃、肝、胆、脾、甲状腺、甲状旁腺、上身淋巴结、脑垂体、生殖腺(图4-3)。

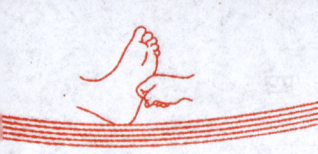

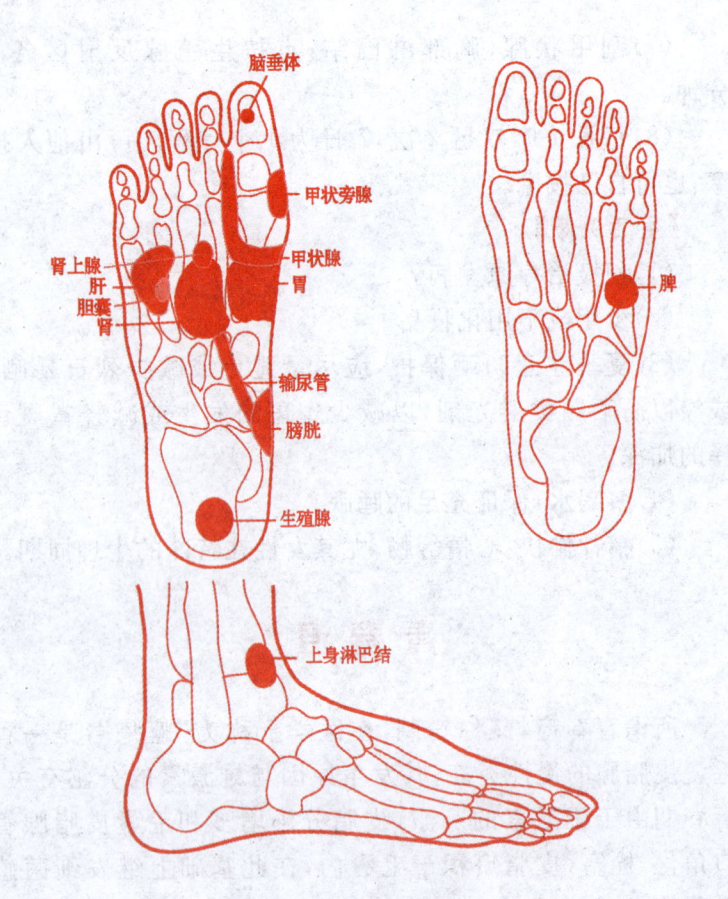

图 4-3　青春痘足部反射区

【按摩手法】

（1）点按肾上腺、输尿管、膀胱反射区，以促进新陈代谢和毒素的排出。

（2）点按肾、胃、肝、胆、脾、甲状腺、甲状旁腺、脑垂体、生殖腺、上身淋巴结反射区。

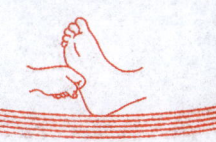

酒渣鼻

酒渣鼻是以鼻尖及两侧皮肤发红,油润、粗糙不平为特点的疾病,病变的皮肤可见细小的红丝,遇冷热刺激或饮酒激动时更明显;还可有小粉刺,挤出白色脓头。一般自己没有特殊不适的感觉,但影响美观,多见于男性。往往在青春期开始发病,如果不及时治疗,可以迁延终生。本病的病因多是由于嗜好饮酒或偏食辛辣刺激之物,导致胃生积热,热势上攻所致,也可见于素有肺胃之热的人,虽不饮酒,也生本病。足部按摩对酒渣鼻有一定的疗效。

【有效反射区】 肾上腺、甲状旁腺、脾、胃、淋巴结及鼻反射区(图4-4)。

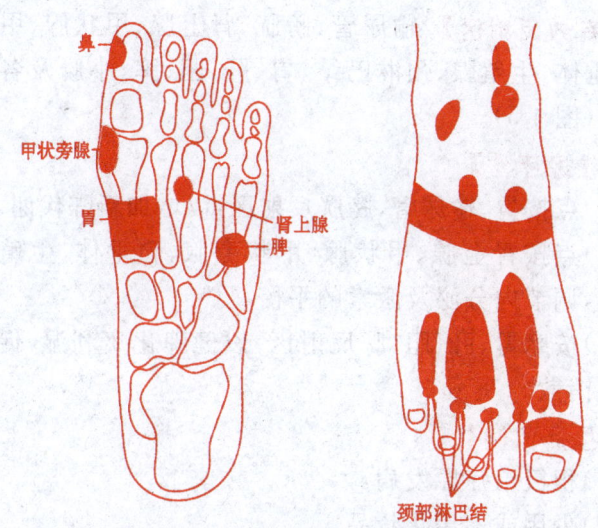

图4-4 酒渣鼻足部反射区

【按摩手法】 点按肾上腺、甲状旁腺、脾、胃、颈部淋巴腺及鼻反射区,手法以轻柔刺激为主,持之以恒,可收获良好效果。

黄褐斑

黄褐斑俗称肝斑,是影响女性面部美观最常见的一种皮肤病。皮损多对称分布在眼周、额部、颧部、颊部、鼻部及口周,为大小不等,形态不一的色素斑,其颜色多种多样,有的呈淡褐色,有的呈咖啡色,有的呈淡黑色,有的皮损还会相互融合成蝴蝶状,故又称"蝴蝶斑",有的妇女在妊娠3~4月后出现此斑,所以还称为"妊娠斑"。足部按摩对黄褐斑有一定的疗效。

【有效反射区】 输尿管、膀胱、肾上腺、甲状腺、甲状旁结、脑垂体、生殖腺、颈淋巴结、胃、肝、胆、脾、小肠及各大肠反射区(图4-5)。

【按摩手法】

(1)点按胃、输尿管、膀胱反射区,以增加新陈代谢。

(2)点按肾上腺、甲状腺、甲状旁腺、脑垂体、生殖腺等反射区,调节内分泌及激素的平衡。

(3)按摩胃、肝、胆、脾反射区,以健脾化痰利湿,促进黄褐斑的消散。

【生活保健】

(1)积极治疗原发病。

(2)少用或不用化妆品。

(3)夏季注意防晒保护,多喝水,保证充足的睡眠。

美容保健足疗法

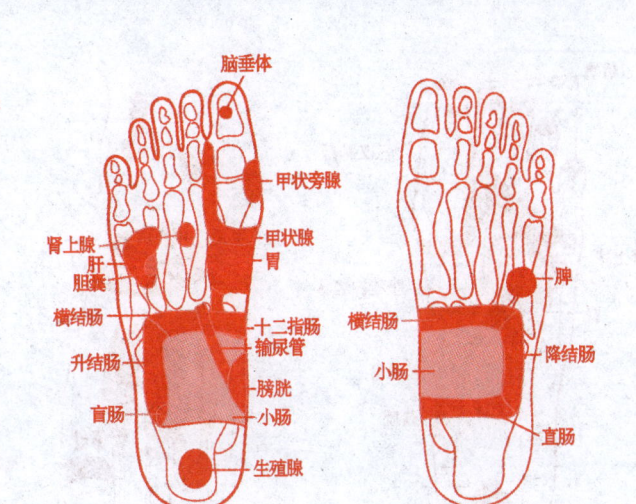

图 4-5　黄褐斑足部反射区

（4）精神愉快，心情舒畅，尤其女性在特殊的生理周期。

眼　袋

眼袋是指下睑部组织臃肿，呈袋状垂挂。由于眼睑皮肤很薄，皮下组织薄而疏松，很容易发生水肿现象，而随着年龄的增长会愈加明显。迟睡早起再加上不恰当的卸妆方法都是导致双眼水肿和眼袋的原因。此外，肾脏疾病、怀孕期间、睡眠不足或过度疲劳都会造成眼部体液堆积而形成眼袋。足部按摩对眼袋有一定的疗效。

【有效反射区】　肾、肾上腺、腹腔神经丛、输尿管、膀胱、尿道、额窦、肝、三叉神经反射区（图 4-6）。

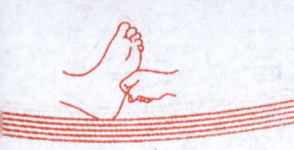

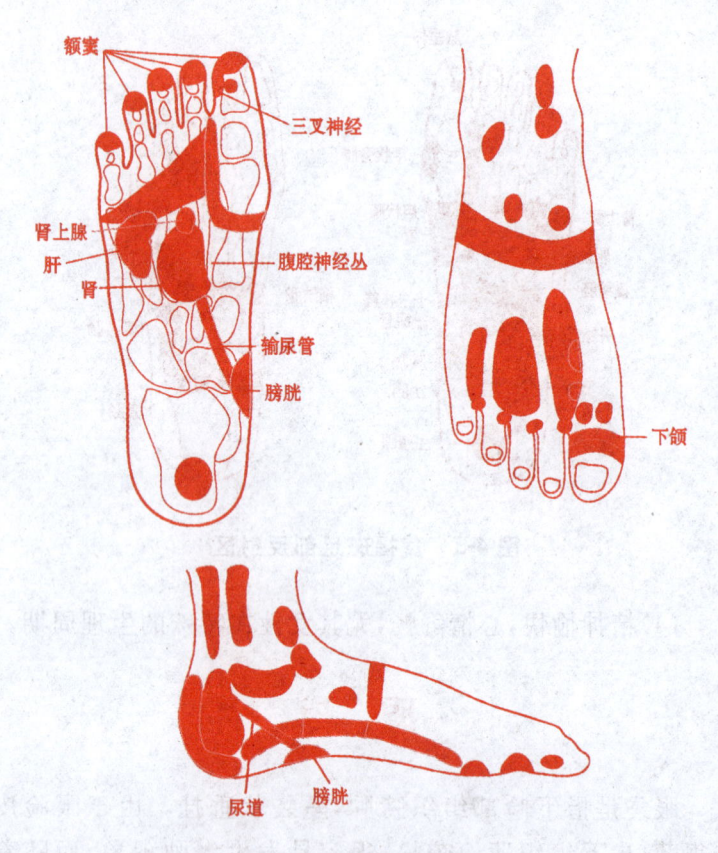

图 4-6 眼袋足部反射区

【按摩手法】

（1）点按肾、肾上腺反射区各 2 分钟。

（2）点刮腹腔神经丛，并从足趾向足跟方向推按输尿管反射区各 2 分钟。

（3）点按膀胱，用拇指推掌法推尿道反射区各 2 分钟。

（4）刮额窦、头部（大脑）反射区。

美容保健足疗法

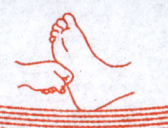

(5)点按脑垂体反射区1分钟。

(6)点按眼、肝、脾反射区各1分钟。

(7)由前向后推动三叉神经反射区1分钟。

(8)取双足,可由他人按摩,也可自己按摩。每日按摩2次,7日为1个疗程。

【生活保健】

(1)注意防晒,保持充足的睡眠及正确的仰卧睡姿,可将枕头适当垫高。

(2)适当吃些富含维生素A和维生素B_2的食物。

(3)戒烟,限酒。

(4)温和热敷。

(5)彻底卸妆。

鱼尾纹

鱼尾纹是人体生理衰老的表现之一,在人眼角和鬓角之间出现的皱纹,其纹路与鱼尾巴上的纹路很相似,故被形象地称为鱼尾纹。主要是由于眼周缺水,皮肤新陈代谢功能下降,纤维组织老化、松弛,甚至断裂而形成的。另外,日晒、干燥、寒冷、洗脸水温过高、表情丰富、吸烟等也是形成鱼尾纹的原因。足部按摩对鱼尾纹有一定的疗效。

【有效反射区】 肾、肾上腺、腹腔神经丛、输尿管、膀胱、尿道、额窦、脑垂体、肺及支气管、三叉神经、生殖腺反射区(图4-7)。

【按摩手法】

(1)点按肾、肾上腺反射区各2分钟。

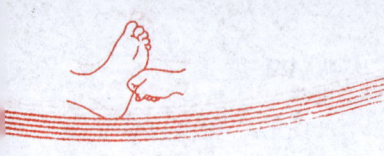

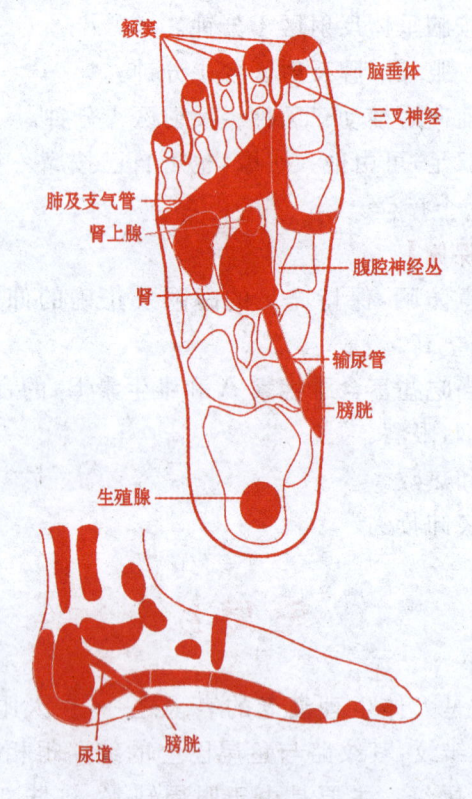

图 4-7 鱼尾纹足部反射区

（2）点刮腹腔神经丛，并从足趾向足跟方向推按输尿管反射区各2分钟。

（3）点按膀胱，用拇指推掌法推尿道反射区各2分钟。

（4）刮额窦反射区，点按脑垂体反射区各2分钟。

（5）从足外侧向足内侧推按肺及支气管反射区2分钟。

（6）捏按三叉神经反射区1分钟，用力要均匀，频率为每分钟50次左右。

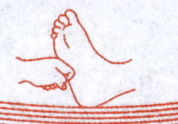

(7)点按生殖腺反射区1分钟。

(8)每日按摩2次,7日为1个疗程。可由他人按摩双足,也可自己按摩。

【生活保健】

(1)睡眠充足,切忌熬夜。

(2)平时多喝水,睡前避免大量饮水。

(3)勿养成眯眼、眨眼、挤眼的习惯。

(4)避免阳光直接照射,保持乐观情绪。

额头纹

随着年龄的增长,额头纹会爬上额头。经常按摩足部的相关反射区对缓解额头纹的产生有一定的疗效。

【有效反射区】 肾、肾上腺、腹腔神经丛、输尿管、膀胱、尿道、额窦反射区、脑垂体、肺及支气管、生殖腺、胸部淋巴结反射区(图4-8)。

【按摩手法】

(1)点按肾、肾上腺反射区各2分钟。

(2)点刮腹腔神经丛,并从足趾向足跟方向推按输尿管反射区各2分钟。

(3)点按膀胱,用拇指推掌法推尿道反射区各2分钟。

(4)刮额窦反射区,点按脑垂体反射区各2分钟。

(5)从足外侧向足内侧推按肺及支气管反射区2分钟。

(6)由前向后推动三叉神经反射区。

(7)点按生殖腺、胸部淋巴结反射区各1分钟。

(8)每日按摩双足2次,7日为1个疗程。可由他人按

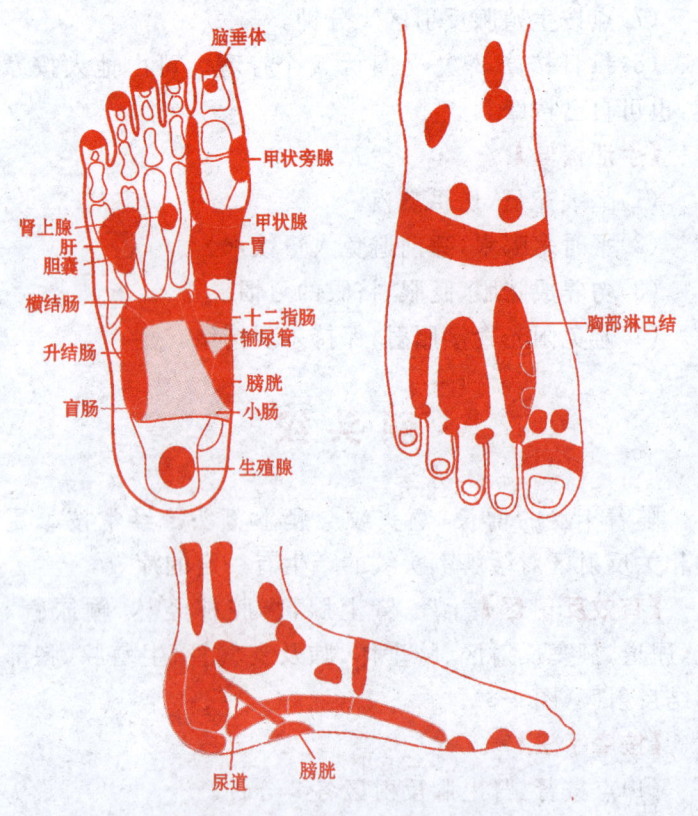

图 4-8　额头纹足部反射区

摩,也可自己按摩。

【生活保健】

(1)注意防晒,少做抬头动作。

(2)保持饮食平衡,每天喝 6～8 大杯水,多吃酸奶、肉皮等食物。

(3)生活有规律,睡眠充足。

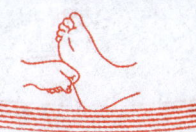

颈 纹

颈纹是指颈部上的皱纹,是由表皮细胞衰老和结缔组织的萎缩造成。正常人皱纹的产生原因一般有两个,一个是表皮细胞衰老,变得没有活力,细胞代谢不旺,水分减少,胞体塌陷;另一个原因是结缔组织的萎缩,其中最重要的就是胶原蛋白减少。经常做足部按摩可以缓解颈部皱纹。

【有效反射区】 肾、肾上腺、腹腔神经丛、输尿管、膀胱、尿道、颈项、颈椎、肺及支气管、甲状腺反射区(图4-9)。

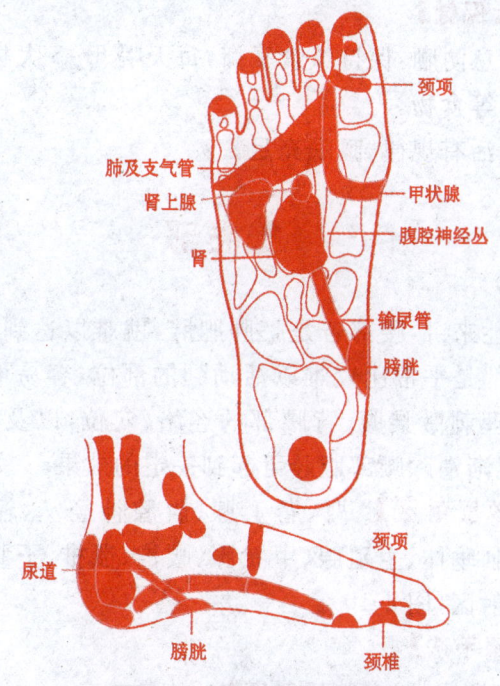

图4-9 颈纹足部反射区

【按摩手法】

(1)点按肾、肾上腺反射区各 2 分钟。

(2)点刮腹腔神经丛,并从足趾向足跟方向推按输尿管反射区各 2 分钟。

(3)点按膀胱,用拇指推掌法推尿道反射区各 2 分钟。

(4)刮颈项、颈椎反射区 2 分钟。

(5)从足外侧向足内侧推按肺及支气管反射区 2 分钟。

(6)刮甲状腺、下身淋巴结反射区各 1 分钟。

(7)每日按摩双足 2 次,7 日为 1 个疗程。可由他人按摩,也可自己按摩。

【生活保健】

(1)注意防晒,保持饮食平衡,每天喝 6～8 大杯水,多吃酸奶、肉皮等食物。

(2)生活有规律,睡眠充足。

纤细腰部

对女性来讲,腰部若是臃肿肥胖,就难以达到身体的曲线美。腰部是平常比较难以活动到的部位,容易堆积脂肪。但通过合理刺激腰腹、背腰部的经络、穴位,以及足部反射区,可对逐渐消除腰部肥胖可起到一定的效果。

【有效反射区】 肾、肾上腺、腹腔神经丛、输尿管、膀胱、尿道、脑垂体、生殖腺、甲状腺、腰椎、骶椎、下腹部、胸部淋巴结反射区(图 4-10)。

【按摩手法】

(1)点按肾、肾上腺反射区各 2 分钟。

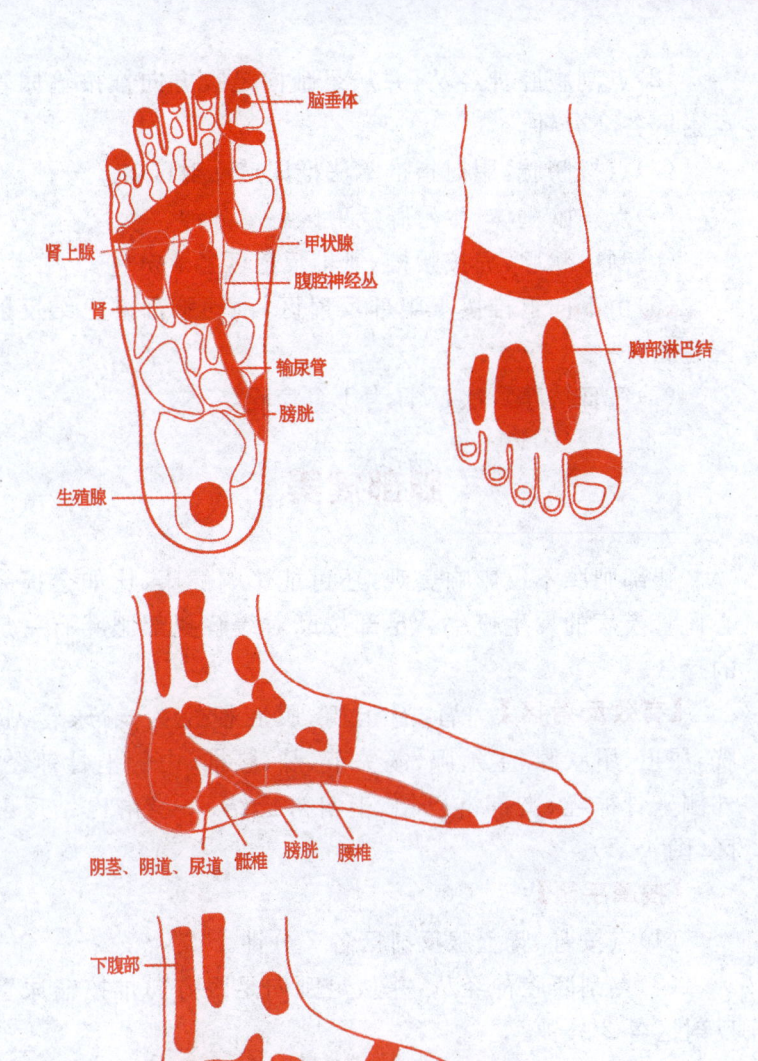

图 4-10 纤细腰部足部反射区

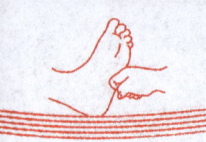

(2)点刮腹腔神经丛,并从足趾向足跟方向推按输尿管反射区各2分钟。

(3)点按膀胱,用拇指推掌法推尿道反射区各2分钟。

(4)点按脑垂体、生殖腺反射区各2分钟。

(5)刮甲状腺,捏按腰椎、骶椎反射区各1分钟。

(6)由下向上推按下腹部反射区,刮动胸部淋巴结反射区各1分钟。

(7)每日按摩2次,7日为1个疗程。

腿部健美

腿部肥胖不仅影响美观,还可能影响健康,比如会提高心血管疾病的发生概率。足部按摩对缓解腿部肥胖有一定的疗效。

【有效反射区】 肾、肾上腺、腹腔神经丛、输尿管、膀胱、尿道、甲状腺、生殖腺、髋关节、膝、腰椎、内侧坐骨神经、外侧坐骨神经、胸部淋巴结、上身淋巴结、下身淋巴结反射区(图4-11)。

【按摩手法】

(1)点按肾、肾上腺反射区各2分钟。

(2)点刮腹腔神经丛,并从足趾向足跟方向推按输尿管反射区各2分钟。

(3)点按膀胱,用拇指推掌法推尿道反射区各2分钟。

(4)刮甲状腺,点按生殖腺反射区各2分钟。

(5)捏按髋关节、膝、腰椎反射区各1分钟。

(6)由下向上推按内、外侧坐骨神经。

美容保健足疗法

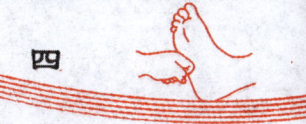

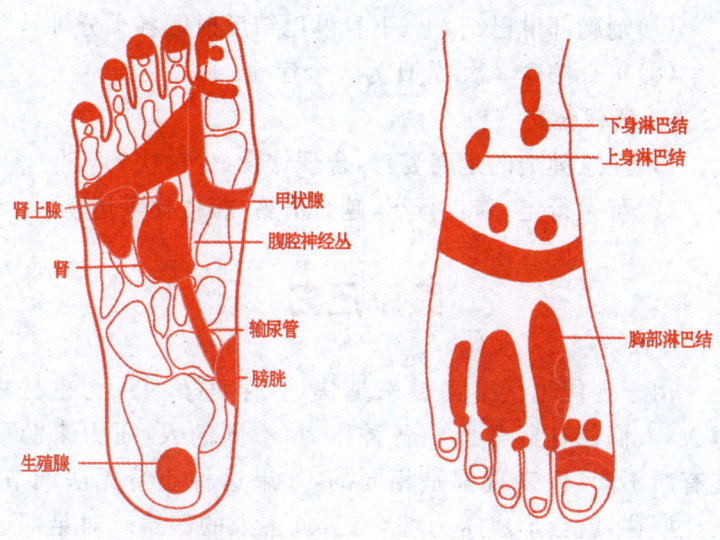

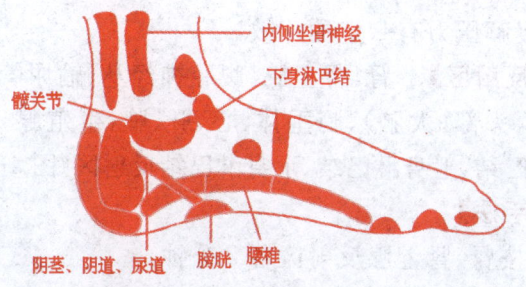

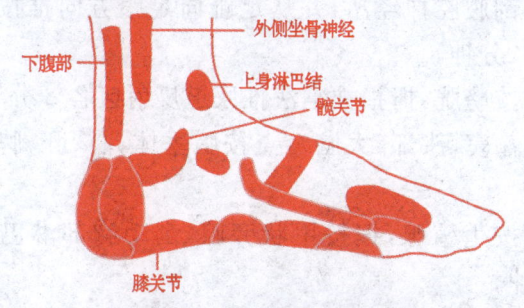

图 4-11　腿部健美足部反射区

(7)刮胸部淋巴结,上、下身淋巴结反射区各1分钟。
(8)每日按摩2次,7日为1个疗程。

【生活保健】
(1)注意健美的走路姿势,合理饮食,少食快餐。
(2)可做行走、骑自行车、越野滑雪、爬楼梯等运动。

缓解压力

由于现代生活节奏越来越快,生存竞争的压力也越来越大,人们往往经常面临各种压力,不同的人,压力来源可能有所不同,但表现都是相同的,如果这种心情无法调节,长此以往,就会形成压力综合症,危害人的健康。对足部进行按摩对缓解压力有一定的疗效。

【有效反射区】 肾、肾上腺、腹腔神经丛、输尿管、膀胱、尿道、额窦、头部(大脑)、脑垂体、心、肝、脾、生殖腺、甲状旁腺、胸部淋巴结、上身淋巴结、下身淋巴结反射区(图4-12)。

【按摩手法】
(1)点按肾、肾上腺反射区各2分钟。
(2)点刮腹腔神经丛,并从足趾向足跟方向推按输尿管反射区各2分钟。
(3)点按膀胱,拇指推掌法推尿道反射区各2分钟。
(4)刮额窦、头部(大脑),点按脑垂体、心、肝、脾反射区各2分钟。
(5)点按生殖腺,捏按甲状旁腺,刮动胸部淋巴结反射区各1分钟。
(6)点按上、下身淋巴结反射区1分钟。

美容保健足疗法

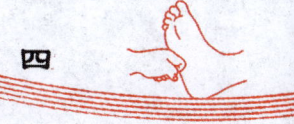

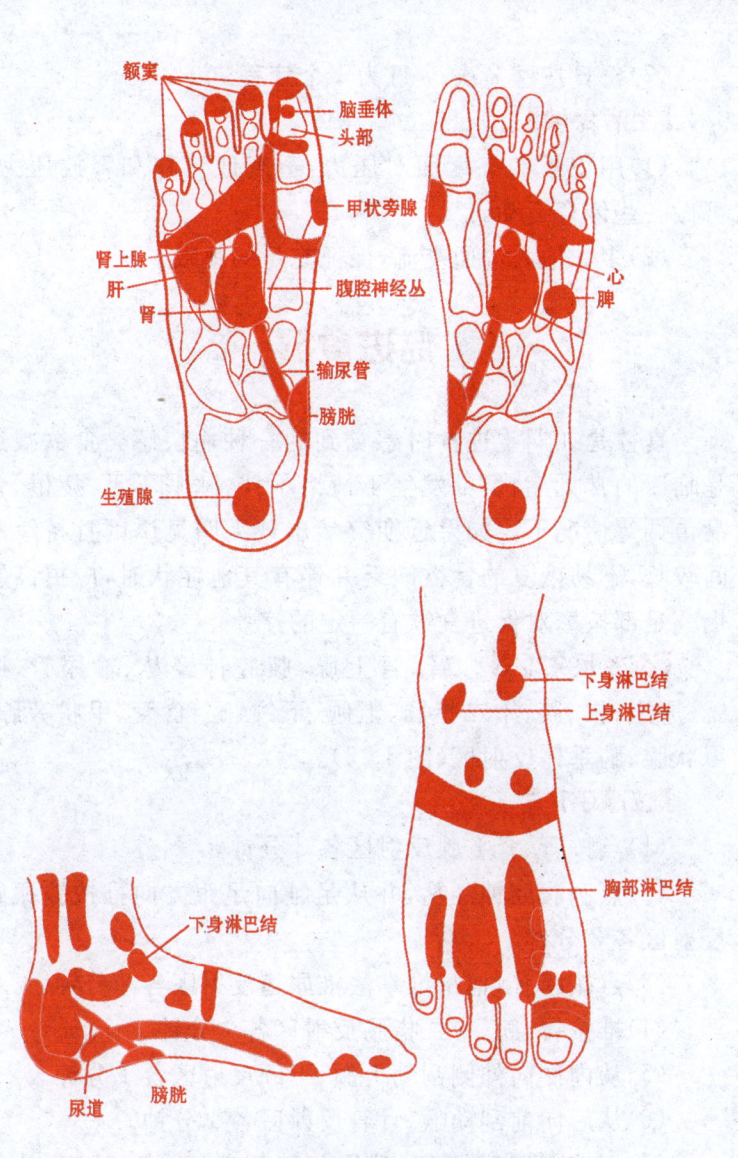

图 4-12 缓解压力足部反射区

（7）每日按摩2次，7日为1个疗程。

【生活保健】

（1）用积极的态度面对压力，适度地转移和释放压力，可做一些体育运动。

（2）多和他人沟通交流，保证充足的睡眠。

促进食欲

食欲是在期望进食时感觉到的一种愉快感。食欲减退是临床的常见症状，可发生于情绪不佳、睡眠不足、疲倦、食品单调等情况下。如果近期突然出现无明显诱因且持续时间较长，不易恢复的食欲缺乏并伴有其他症状时，应提高警惕。足部按摩对促进食欲有一定的疗效。

【有效反射区】 肾、肾上腺、腹腔神经丛、输尿管、膀胱、尿道、胃、胰、十二指肠、上颌、下颌、喉、食管、甲状旁腺、甲状腺、脑垂体反射区（图4-13）。

【按摩手法】

（1）点按肾、肾上腺反射区各2分钟。

（2）点刮腹腔神经丛，并从足趾向足跟方向推按输尿管反射区各2分钟。

（3）点按膀胱，拇指推掌法推尿道反射区各2分钟。

（4）推按胃、胰、十二指肠反射区各1分钟。

（5）从内侧向外侧刮动上颌、下颌反射区各1分钟。

（6）从后向前刮动喉、食管反射区各1分钟。

（7）捏按甲状旁腺，刮动甲状腺反射区，点按脑垂体反射区各1分钟。

美容保健足疗法

脑垂体
甲状旁腺
肾上腺
甲状腺
胃
腹腔神经丛
肾
十二指肠
输尿管
膀胱

脾

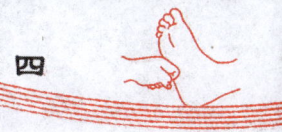

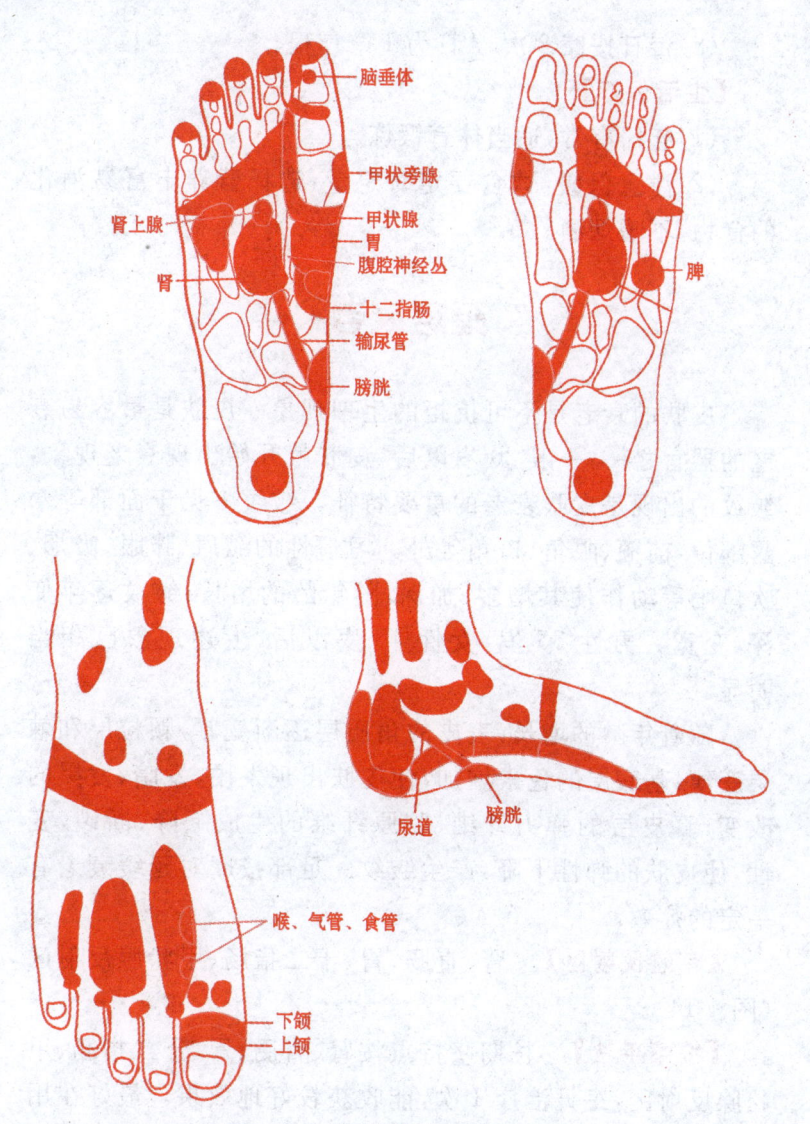

尿道　膀胱

喉、气管、食管

下颌
上颌

图 4-13　促进食欲足部反射区

· 207 ·

(8)每日按摩2次,7日为1个疗程。

【生活保健】

(1)起居有常,适当体育锻炼。

(2)注意保暖,饮食要定时定量,选择营养丰富易消化的食物,不嗜烟酒。

延缓衰老

皮肤的衰老是不可抗拒的生理现象。皮肤是最容易衰老的器官之一,一般20岁以后,皮肤就开始出现衰老现象,皱纹的出现是皮肤衰老的重要特征。皱纹多见于面部等暴露部位,前额、眼角、口角等处。习惯性的皱眉、眯眼、吸烟、吹口哨等动作使其增多、加深,随年龄的增长,皱纹逐年变深,变宽。男性55岁,女性45岁以后,上述现象已相当明显。

随着年龄的增长,表皮的角质层逐渐变厚,颗粒层和棘层变薄,基底层的色素增加,使皮肤出现发硬、发暗、发黑的改变;真皮层的弹力纤维、胶原纤维的生成下降、断裂、变性,使皮肤的弹性下降,产生皱纹。足部按摩对延缓衰老有一定的疗效。

【有效反射区】 肾、直肠、胃、十二指肠、甲状腺反射区(图4-14)。

【按摩手法】 长期坚持点按肾、直肠、胃、十二指肠、甲状腺反射区,每日治疗1次,能收获较好地效果。最好在用热水泡过脚之后马上进行。

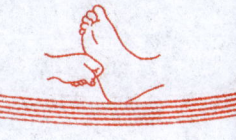

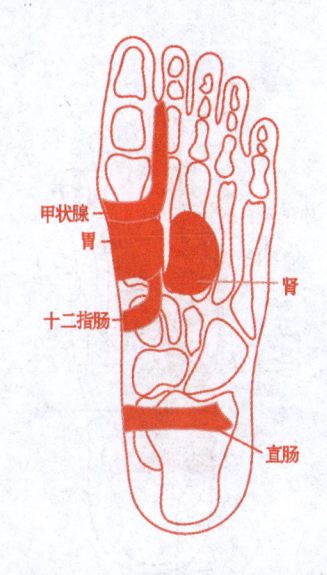

图 4-14 延缓衰老足部反射区

足部健美

足部按摩能够促使血行通畅、神经系统功能平衡、内分泌旺盛，因此可使身体内环境达到高度和谐，使人的容颜光彩美丽，皮肤富有弹性，并能减少腰、腹部脂肪，保持身材优美。足部按摩对足部健美有一定的疗效。

【有效反射区】 胃、脾、肾、输尿管、膀胱、脑垂体、甲状腺、甲状旁腺、小肠、直肠反射区（图4-15）。

【按摩手法】
（1）肾、输尿管、膀胱反射区，按压3～4次。
（2）按压脑垂体、甲状腺和甲状旁腺反射区各3～5

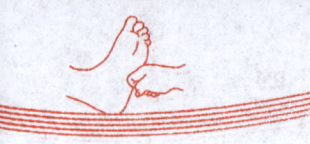

分钟。

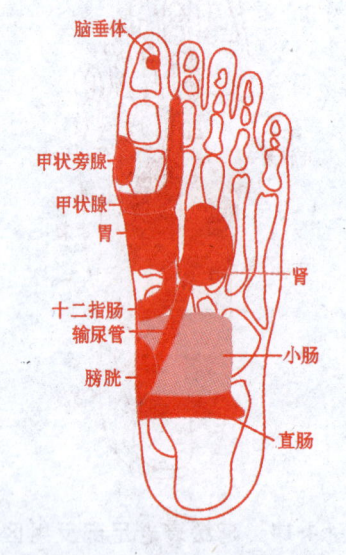

图 4-15 健美足部反射区